KB124112

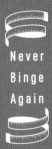

Never
Binge
Again

NEVER BINGE AGAIN™:

네버 빈지 다이어트

Never Binge Again

글렌 리빙스턴 지음

조경실 옮김

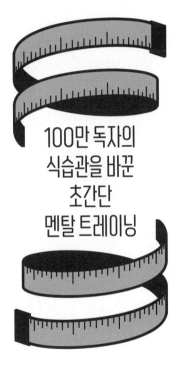

100만 독자의
식습관을 바꾼
초간단
멘탈 트레이닝

봄빛서원

‖ 이 책을 먼저 읽은 해외 독자들의 리뷰 ‖

"세상에, 어떻게 이렇게 쉬울 수가 있지? 내 평생, 목표 체중에 이만큼 근접해보긴 처음이다!" _피터 보로메오

"35년 동안 나를 공격하고 잡아먹을 듯이 미워했다. 아내와 아이들이 밤에 잘 때마다 몰래 음식을 먹어치웠다. 이 책을 3페이지 읽고 알 수 없는 힘에 빨려 들어갔다. 나는 이제 더 이상 뚱뚱하지 않다." _카일

"폭식이라는 문제에 정말 노골적이면서도 효과적인 방식으로 접근한 책. 주제에 대해 여러 생각을 하게 만드는 책!" _스테파니 킹

"네버 빈지 어게인은 의지력을 향상시키는 독특하고도 놀라운 방법이다. 열정적이면서도 설득력 있고, 때로는 매우 공격적이면서도 의욕을 자극한다." _리처드 가이

"이 책은 '무슨 짓을 한다 해도 결국 넌 예전으로 돌아가고 말 거야'라고 말하는 마음속 끔찍한 목소리를 한방에 뭉개버렸다. 이 책 덕분에 실패는 더 이상 선택 사항이 아니다!" _워렌 스타트

"은행에서 절대 강도질을 하지 않고, 고속도로로 할머니를 밀지 않고, 높은 절벽에서 뛰어내리지 않을 능력이 있는 것처럼 나에게 절대 폭식하지 않을 능력도 있다는 사실을 깨닫고 지금도 눈앞이 어질어질한 기분이다. … 기분이 안 좋을 때마다 열량이 높은 음식을 잔뜩 먹곤 했던 내게 이 책은 꼭 필요한 도구다." _트레이시 리카즈

이 간단한 프로그램을 따르면 '누구나 겪는' 고생을 하지 않고도 목표 체중이 될 수 있다. 좋아하지 않는 음식을 억지로 먹을 필요도 없고, 특별한 규칙을 지키면서 광기에 가까운 운동을 할 필요도 없다. 먹는 일을 온전히 스스로 책임져야 하기 때문에 무리 없이 오래 지속할 수 있다.

_키스 던컨(국가공인 퍼스널 트레이너)

"지금껏 읽어본 평범한 '영양·식이조절' 책과는 다르다. 정말 흔치 않은 참신한 책이다! 차트나 식단 일지, 칼로리 계산법 같은 것이 전혀 없다는 게 놀랍다."**_셀리아 알메이다**

글렌은 폭식 또는 과식과 연관되어 나쁜 결과를 초래하는 생각과 느낌을 극복하는 것이 중요하다고 지적하며 그것을 극복할 수 있는 강력한 방법을 제시한다. 또한 간단한 방법으로 문제 행동을 매우 쉽게 멈출 수 있는데도 내 안의 '먹깨비'와 토론을 벌이는 일이 왜 불합리하고 어리석은 짓인지, 왜 소중한 시간과 에너지를 낭비하는 일인지 알려준다."

_드보라 커닝햄

"엄청난 힘을 주는 책이다. 살면서 처음으로 음식에 집착하지 않는 내 모습을 봤다. 음식에 빠져 있던 생각이 인생의 다른 유용한 것들에 사로잡혀 전보다 자유로워진 것을 느낀다!"**_V. 에리카**

"먼저 마음을 열어야 해요. 뭘 망설이죠?"

저는 자격증을 소지한 임상심리학자지만, 과거엔 심각한 식습관 문제로 몇십 년 동안이나 고생한 사람이랍니다. 몸무게가 최고 280파운드(약 130킬로그램)까지 나갔었죠. 당시 제 몸의 혈중 지질 농도는 매우 위험한 수준이었어요. 게다가 건선·주사피부염·습진처럼 심각한 질병으로 발전할 수 있는 초기 징후들도 다양하게 나타났고요. 설상가상 가족력까지 있던 터라 마흔 살까지 살고 싶으면 살부터 빼라는 의사들의 경고를 수도 없이 들었었죠.

우리 가족 중에는 심리학자이자 심리치료전문가로 일했거나 일하는 사람이 17명이나 됩니다. **친부모님, 새부모님 4분을 비롯해 여동생, 처남, 사촌들, 숙모, 할머니 등 말 그대로 가족 모두가 심리**

학 전문가들이죠. 그런 집안에서 살았으니, 저는 당연히 식습관 문제도 내 안의 심리적인 뭔가가 잘못돼 생겼을 거라고 추측했어요.

저는 결혼생활이 순탄치 못했어요. 서로 제대로 된 사랑을 주고받지 못한 탓에 '가슴'에 '구멍'이 난 게 틀림없다고 생각했었죠. 심리치료를 받으며 정신적인 것을 추구하고 건강한 인간관계를 통해 구멍을 메우기만 한다면, 내 '몸'에 난 '구멍'을 음식으로 계속 채우려고 하지도 않을 거라고 믿었어요. 나 자신을 더 사랑해주기만 하면, 내 삶을 더할 수 없는 고통의 늪에 빠뜨리는 폭식 습관에서도 벗어날 수 있을 것 같았거든요.

그렇게 가슴에 난 구멍을 메우기 위한 길고도 험난한 여정이 시작되었습니다. 저는 뉴욕시와 인근 지역에서 실력 있다고 소문난 심리치료사들을 찾아다녔어요. 음식 중독 치료모임에도 나갔고, 정신과 치료를 받으며 불안장애 치료약도 복용해봤어요. 심지어 클릭만 하면 간단하고 쉽게 정보를 얻을 수 있는 인터넷 시대에, 4만 명의 사람들을 대상으로 설문조사까지 벌였는데요, 스트레스·감정·성격이 중독성 강한 음식을 선택하는 것과 어떤 상관관계가 있는지 조사하는 연구였죠.

이런 노력을 하며 저의 정신세계는 한결 풍요로워진 듯했습니다. '나'라는 사람은 누구인지, 다른 사람과 관계 맺는 방법은 무엇인지, 내 탓을 하지 않는 비결은 무엇인지에 대해 더 잘 알게 되었다고 느꼈고요.

하지만 그게 다가 아니었습니다. 애초에 제가 세웠던 가설이 잘못됐다는 사실을 깨닫게 된 것이죠. 지금까지 사람들이 믿고 있는, "있는 그대로 내 모습을 사랑하자!"라는 말은 불가능에 가깝다는 것도 알게 되었지요. 특히 중요한 것은 잘못된 식습관과 관련한 다음의 두 가지 사실을 알게 되었다는 점이에요.

- **중독의 신경학:** 우리 뇌에서 기본적인 생명유지 기능을 담당하는 '뇌간'은 심각한 기근에 대비해 영양분을 비축해두려는 성향이 있어요. 그래서 음식 중독과 가장 관련이 깊지요. '파충류의 뇌'('생명의 뇌'로 불리며, 포유류에 비해 파충류 등 원시적인 동물의 경우 뇌에서 뇌간이 차지하는 비중이 커서 이 부분을 파충류의 뇌라고도 한다.–옮긴이)라고도 불리는 뇌간은 사랑 따위에는 관심이 없고, 오로지 '먹기, 짝짓기, 죽이기'밖에 모른답니다. *(카페 진열장 앞에서 이성을 잃고 꼼꼼히 세운 식단계획도 다 잊어버린 채 설탕 덩어리 케이크에 덤벼들 때가 있잖아요. 이런 '돌발 상황'이 일어날 때 바로 이 부위가 활성화된 것이죠.)*

- **거대 식품회사 및 광고 산업:** 저는 임상심리학 연구뿐만 아니라 기업체들을 위해 마케팅 컨설팅도 했습니다. 회사 두 곳을 경영하면서 주요 식품회사들에 수천만 달러 규모의 컨설팅 서

비스를 제공했었죠. 그러면서 식품회사들이 음식을 가장한 물질을 제조하는 데 수십억 달러를 쓴다는 사실을 알게 됐어요. 그들의 목표는 사람들에게 충분한 영양분을 제공하는 게 아니라 전분·당분·지방·기름·나트륨·흥분 독소물질을 농축해 입에 살살 녹는 식품을 만들고 그걸로 감각적인 만족감이 최대치에 이르게 하는 것이었습니다. 뇌가 그런 맛에 길들면 살아가는 데 가공식품이 '꼭 필요한 것'처럼 생각하게 됩니다. 사실 사람들은 자연이 제공해준 건강한 먹거리보다 봉지나 상자에 든 가공식품이 생활에 더 필요하다고 믿는 지경에 이르렀어요. 사람들이 더 이상 과일과 채소를 좋아하지 않게 된 것도 다 거기에 원인이 있고요! 대형 식품회사들은 사람들에게 그릇된 믿음을 심어주기 위해 광고에도 엄청난 돈을 쏟아붓고 있습니다. *(만약 자신은 광고에 별로 영향을 받지 않는 사람이라고 믿는다면, 다시 생각하는 게 좋을 겁니다! 왜냐하면 광고에 영향을 받지 않는다고 생각하는 사람일수록 판매에 대한 거부감도 적어 오히려 광고에 더 쉽게 현혹될 수 있기 때문이에요.)*

사실 식품산업은 제 결혼생활이나 어린 시절 양육과정에서 형성된 수많은 심리적 문제들과는 '아무런' 연관도 없는 것처럼 보입니다. 하지만 식품산업 자체가 엄청난 권력으로 작용하고 있는 것은 분명합니다. 미국에서 비만이 전염병처럼 번지는 것만 보아도 그 사실을 알 수 있어요. 게다가 '나 자신을 더 사랑하라'는 말은 건강한 식습관을 유지하려는 사람에게 전혀 도움이 되지 않습니다. 왜냐하면 모든 문제를 일으키는 뇌 부위가 사랑에는 무지하기 때문이에요!

저는 폭식 문제를 치료하기 위해서는 상처 입은 '내면의 아이'를 보살피는 상냥한 아버지처럼 굴어서는 안 된다는 것을 깨달았습니다. 오히려 우두머리 늑대가 자기 자리를 위협하는 다른 늑대를 마주했을 때처럼 험상궂게 행동해야 해요. 다른 늑대가 덤벼들 때 우두머리 늑대는 "이리 와, 내가 안아줄게!"라고 말하지 않죠. 위협하듯 이빨을 드러내고는 "뒤로 물러서. 안 그러면 널 물어뜯어 버릴 거야!"라며 사납게 으르렁거리지요.

아주 기이하지만, 획기적인데다 효과도 좋은 '네버 빈지 어게인'('이제 폭식은 절대 하지 않겠다'는 뜻-옮긴이)' 심리 기법은 이렇게 고안되었습니다. 이 기법은 마음의 중심이 흔들리지 않도록 꽉 잡아줍니다. 그렇게 해서 각자가 선택한 다이어트 방법을 계속 유지할 수 있게 도와주죠. 저 역시 이 방법으로 살을 빼 지금까지 유지 중이며, 건강상의 여러 문제도 대부분 해결됐어요. 모든 과정을 8년 동안 계속 기록했고, 이 기록을 편집해 책으로 출간했어요. 그리고 정말 놀랍게도 책이 입소문을 타고 번진 덕에 100만 이상의 독자가 생겼어요. 게다가 아마존에는 7000건 이상의 리뷰가 올라왔습니다.

여러분이 각자에게 맞는 간단한 식습관 규칙 한 가지만 세울 마음의 준비가 되어 있다면, 저는 여러분에게 그 규칙을 평생 지킬 수 있는 비법을 알려드릴 겁니다.

하지만 항상 그렇듯 먼저 마음을 열어야 해요. 뭘 망설이죠? 이 책을 읽으며 저와 함께 토론해보는 것은 어떤가요? 책을 읽는 내내 여러분의 머릿속 '파충류의 뇌'는 줄곧 비명을 지르게 될 거예요. 책을 끝까지 읽겠다고 결심하고 시도해보세요. '네버 빈지 어게인' 심리 기법과 함께라면 여러분도 잘못된 식습관을 바로잡을 수 있습니다.

차례

1부 나는 왜 먹는 데 목숨을 걸까?

내 안에 꿀꿀이가 산다

2부 자존감을 지키면 건강해진다

자신에 대한 믿음을 가져라

3부 과식과 폭식은 지금 멈춰라
꿀꿀이죽보다 소중한 내 인생

4부 영원불변 날씬쟁이로 살기
인생 진리: 절제가 후회보다 낫다

1부

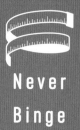

Never
Binge
Again

나는
왜 먹는 데
목숨을 걸까?

내 안에 꿀꿀이가 산다

모든 일의 성패를 결정하는
식습관

"평생 식습관을 조절할 수 있는 방법이 있다고?
이런 게 사실일 리 없어!"

                                          –당신 안의 꿀꿀이가

    저는 여러분에게 인생을 바꿀 만한 엄청난 약속을 한 가지 하려 합니다. 그러니 제 말이 다소 정신 나간 소리처럼 들리더라도 조금만 참고 들어주길 바랍니다. 그러면 앞으로 여러분은 식습관을 완벽하게, 그리고 영원히 조절할 수 있게 될 테니까요.

    앞으로 소개하려는 비법은 과거 다이어트를 할 때처럼 이를 악물고 참아야 하는 고통스러운 방법이 아닌데도 평생 식습관을 조절할 수 있습니다. 계속 의식하지 않아도 24시간, 1주일, 365일 안심하고 실천할 수 있고 별다른 노력도 필요 없습니다. 자연스러우면서도 죽는 날까지 지속할 수 있기 때문에 음식에 관한 한 진정한 평화를 누릴 수 있죠. 결론적으로 여러분은 원하는 체형과 건강한 몸을 얻게 되고 비법을 실천하는 과정에서 자신감과 자존감도 회복할 수 있습니다.

'네버 빈지 어게인' 심리 기법을 알게 되면 현재 자신을 과식하게 만들었던 사고방식에서 벗어날 수 있을 뿐 아니라 미래에 '내 안의 뚱뚱보'가 모의할 유혹들도 가뿐히 이겨낼 수 있습니다.

하지만 미리 경고하건대, 네버 빈지 어게인은 상당히 이례적인 심리 기법이기 때문에 처음 들었을 때 부정적인 반응이 먼저 튀어나올지도 모릅니다. 어떤 사람은 책을 덮어버렸고 또 어떤 사람은 저를 미치광이라 불렀죠. 상관없습니다. 부정적인 평가와 비난에 대해 저는 크게 마음 쓰지 않습니다. 제가 소개한 '이상한' 접근방법이 누군가를 화나게 했을지 몰라도 수많은 다른 사람에게는 정말 큰 도움이 되었다는 사실을 잘 알고 있기 때문입니다.

사실 우리가 체중 문제라고 일컫는, 최선의 식습관을 유지하는 데 겪는 어려움은 생존을 위한 본능적 욕구가 고장 나 벌어지는 문제입니다. 식습관을 조절하겠다는 이성적인 노력이 계속 실패로 돌아가는 것도, 그리고 최상의 영양 식단을 짜놓고 자꾸만 지키지 못하게 되는 것도 모두 같은 이유입니다.

두 번 다시는 마구잡이로 음식을 먹지 않겠노라 다짐하며 무척 애를 썼는데도 어느샌가 또 그렇게 먹고 있는 자신을 발견했다고요? 나는 성공적인 식단 관리를 할 수 없는 사람이라는 생각에 절망하고 의기소침해졌다고요?

미쳐 날뛰는 생존 욕구에 지배당하기 시작하면 우리 인생은 정말 걱정스러워질 수밖에 없습니다. 하지만 감사하게도, 저는 제어하기 힘든 욕구를 자극할 만한 통찰 한 가지를 얻었어요. 이제부터 여러분이 식습관을 제대로 조절해서 생존 욕구를 완전히 통제할 수 있도록 도와드리려고 합니다.

머릿속에서 온갖 비판의 목소리가 들려와도 미리 걱정할 필요 없어요. 사실 자기 안의 반대 심리를 인지하는 것은 네버 빈지 어게인 심리 기법에서 매우 핵심적인 과정 중 하나거든요. 이 책을 쓴 이유도 그런 과정을 활성화하기 위해서였고요.

한 번만 기회를 주세요. 제가 바라는 건 그것뿐이에요. 책을 끝까지 읽고 판단은 잠시 미루겠다고 스스로 약속하세요. 책 내용이 미친 소리처럼 들려도, 처음에는 효과가 없다고 느껴지더라도 한동안은 노력해보는 거예요. 그런 다음에도 여전히 책의 기법이 자신에게 맞지 않는다고 생각되면 그때 가서 그만두어도 늦지 않습니다. 그즈음에는 여러분도 모든 정보를 얻어 결정을 내렸을 테고, 그 결정은 어떤 면에서 굉장히 중요한 의미를 띠고 있지요. 왜냐하면 네버 빈지 어게인 비법은 곧 알게 되겠지만, 체중을 약간 줄이는 일 이상의 이야기를 다루고 있기 때문이에요. 이 책은 단순히 건강을 주제로 한 책이 아닙니다.

이 책은 자신을 더 큰 자신감과 확신으로 무장하고 지금껏 바라왔던 것 이상의 목표와 꿈을 실현하는 일에 관한 이야기입니다.

음식 문제로 정말 눈물겨운 노력을 해본 사람이라면 잘 알겠지만, 식습관은 자신과 관련된 모든 일의 성패를 결정짓습니다. 제 말에 잠시 숨이 멎는 기분이었다면 지금쯤 동의의 뜻으로 고개를 끄덕이고 있겠군요. 그렇다면 우리는 식습관을 조절하는 일이 얼마나 중요한지 정확히 알기 위해 마지막으로 한 번 더 노력해봐야 하지 않을까요? 그러기 위해 우선은 마음을 열어야 합니다. 자꾸 비딱하게 굴다가는… 영영 기회를 놓쳐버릴지도 모르니까요.

자신을 '날씬쟁이'처럼 생각하기

저는 누구일까요?

과거에 저는 유전적으로 심혈관이 매우 좋지 않았고 아주 뚱뚱했습니다. 의사와 의료 관련 종사자들이 아무리 경고해도 개의치 않고 죽어라 먹어대기만 했었죠. 과식하지 않고는 못 배기는 이상한 강박증에 걸렸다고 믿으면서 많은 세월을 허비했던 사람이 바로 접니다. 베이글, 피자, 초콜릿, 도넛, 파스타, 감자 칩, 그밖에 수많은 맛있는 음식을 거부할 힘이 없다고 생각하며 살았어요.

이처럼 음식에 강박과 집착을 보이긴 했어도 다행히 임상심리학을 전공해 박사학위를 따냈고, 대규모 실습도 매우 성공적으로 마쳤습니다. 스스로 기금을 마련하여 4만 명 이상의 사람들을 대상으로 식품 선호도 연구 프로젝트도 진행했고요. 그리고 30여 년 간 몇몇 기업체의 CEO로 근무하면서 립톤, 크래프트, 내비스코 같은 주요 식품회사들을 비롯해 〈포춘〉이 선정한 500대 기업에 수천만 달러 규모의 연구 및 컨설팅 서비스를 제공하기도 했어요.

솔직히 말해, 저는 환자를 만나 심리치료를 하고 고객들에게 조언하는 순간에도 음식에 대한 생각을 멈출 수 없었습니다. 어떻게든 음식 문제를 조절해보려고 기를 쓰면서 인생의 대부분을 보냈던 사람이지요. 그러다가 조금은 유치한 어떤 심리 기법을 발견했는데, 그것은 나 자신이 마치 영원불변 날씬쟁이인 것처럼 생각하는 기술이었어요.

기이한 아이디어는 머릿속을 가득 메우더니 시간이 지날수록 더 굳건히 자리를 잡더군요. 제 안의 뚱보 친구가 그 생각을 없애려고 아무리 노력해도 사라지지 않았어요!

★ 경고 ★

당신 안의 뚱뚱보는 이 책을 싫어합니다!

지금쯤 여러분 안의 뚱뚱보는 이 책을 못 읽게 하려고 별소리를 다 하고 있을 겁니다. 벌써 이런 말을 쏟아놓고 있을지도 모르겠군요.

"너, 지금 농담하는 거지! 다이어트를 또 하겠다고? 이 방법 저 방법 다 해봐도 소용없었잖아. 넌 의지가 너무 약해서 그렇게 융통성 없는 규칙은 못 지켜. 게다가 남은 인생 내내 토끼처럼 풀만 뜯어 먹고 살 거야? 왜 이래. 그냥 책 내려놔. 우리 나가서 맛있는 거나 실컷 먹자. 응? 응? 어서!!"

본론으로 들어가기 전에 이 점을 미리 밝혀두고 싶군요. 저는 여러분 각자가 선택한 식단을 지속해나갈 능력을 길러주려는 것이지, 특정 다이어트 방식을 따르라고, 또는 따르지 말라고 강요하려는 의도는 전혀 없습니다. 그러니 각자가 먹을 음식의 종류와 섭취 시기, 장소는 전적으로 여러분이 결정해야 해요.

또한 식단을 조절하려면 반드시 따라야 할 명확한 '한계선을 정해야' 하는데, 여러분 안의 먹깨비는 그에 반대하며 이런 말도 할 겁니다.

"너, 다시 선을 넘지 않을 거라고 자신할 수 있어? 그러다 또 허겁
지겁 먹게 되면 죄책감만 느낄 게 뻔하잖아. 매번 죄책감에 시달
렸으면서 그 기분을 또 느끼고 싶은 거야? 그만 나가서 '기운 나
는 음식'이나 좀 먹자니까. 진짜 맛있을 거야!"

－당신 안의 꿀꿀이가

　죄책감을 느낄 거라는 협박에 겁을 먹고 휘둘릴 필요는 없
습니다. 책에는 죄책감과 수치심에 사로잡히지 않고도 실수를
바로잡을, 아주 친절하면서도 효과적인 방법이 담겨 있으니까
요. 만약 쓰러지더라도 그냥 일어나 쓰러진 지점에서 다시 시
작하면 됩니다. 자신 있게 말하는데, 밥주걱으로 자기 머리통
을 때리는 일은 결코 없을 거예요! 여러분이 쓰러질지도 모른
다는 대목에서 먹깨비가 얼마나 환호성을 내지르는지 주목하
세요.

　실수를 바로잡을 수 있다고 말하긴 했지만, 그동안 실패와
죄책감에 대한 두려움으로 제대로 시도조차 해보지 못하고 포
기한 사람도 많았습니다. 그래서 이쯤에서 네버 빈지 어게인
기법에서는 어떤 방식으로 실수를 다루는지 잠깐 언급해야 할
것 같군요. 간단히 말해, 우리는 뭔가 중요한 일을 해내려고 열

심히 노력하는 아이를 대할 때와 꼭 같은 마음으로 자신을 대할 겁니다.

예를 들어, 다섯 살 된 딸아이가 자전거를 타고 매우 가파른 언덕을 한 번에 넘어가려 한다고 가정해봅시다. 이렇게 말할 부모가 과연 있을까요? "사라야, 도중에 쉬지도 않고 한 번에 언덕 꼭대기까지 올라가는 건 힘들어. 경사가 너무 가파르잖아. 네가 실패한 뒤에 부끄럽고 창피한 기분을 느끼지 말았으면 좋겠어. 그러니까 시도도 하지 말자, 응?"

그런 사람은 당연히 없겠죠! 이런 말 대신 아이가 열의와 자신감을 가지고 목표지점을 향해 나아갈 수 있게 도와주지 않을까요? 그리고 설령 아이가 성공하지 못하더라도 옆에 바짝 붙어 서서 다음번엔 더 잘할 수 있도록 어디가 잘못됐는지 알려줄 겁니다. 한 번에 언덕을 오르지 못했으니 부끄러운 일이라고 얘기하거나 애초에 목표조차 세우지 못하게 막아설 사람은 분명 없을 거예요.

시나리오 속 '사라'는 만약 자신이 실패하더라도 엄마나 아빠가 자기 옆을 지키고 있다가 넘어지면 일으켜세워 주고 다음번에 더 잘할 수 있게 도와주리란 사실을 알고 있어요. 그리고 여기가 핵심인데, 부모의 그런 도움과 열정 덕분에 사라는 다시 마음을 굳게 먹고 언덕을 향해 힘차게 페달을 밟을 수 있었고요. 그러다 처음 몇 번은 계속 실패했더라도 결국에는 목표를 이루게 될 거예요. 실패할까 봐 두려워하던 마음을 부모가 다잡아주었기 때문에 가능한 일이었어요.

어떤 면에서 부모는 일부러 사라가 실패할 가능성을 그녀 자신에게 '비밀로 하도록' 했을 겁니다. 그래야 의심과 불안감이 목표를 향한 에너지와 집중력을 갉아먹지 않을 테니까요.

제 경험에 비추어보니, 폭식을 멈추는 사람들의 마음가짐은 바로 이런 것이었습니다. 어린 사라가 높은 언덕을 향해 자신 있게 페달을 밟은 것처럼 여러분도 아주 약간의 실패 가능성조차 마음속에서 지워버리는 방법을 먼저 배워야 합니다. 때로는 어떤 일을 시도했다가 실패할 수도 있겠죠. 하지만 실수하더라도 우리는 툭툭 털고 일어나 가려던 방향으로 다시 페달을 밟을 수 있어야 해요. 그리고 달려가는 내내 따뜻한 말로 자신을 다독여 줘야 하고요.

자기 자신에게 소리만 지르지 않아도 폭식 습관은 대부분 사라집니다. 어쩌다 넘어져도 떨치고 일어서겠다고 마음먹으면, 아무리 여러 번 실패해도 결국에는 정상에 오를 수 있습니다.

불안, 의심, 낮은 자존감은 사람들의 마음을 병들게 하는 암 같은 존재로, 과식 습관을 부채질해요. 전통적인 심리학 치료법을 동원해 이런 문제를 제거하려면 시간이 오래 걸리지만, 우리는 바로 본론으로 들어갈 겁니다. '언덕을 향해 페달을 밟는' 동안 실패 가능성은 머릿속에서 지워버리고, 어쩌다 실수

해도 죄책감이 생기지 않게 부정적인 감정도 재빨리 제압해버리릴 거예요.

여러분 안에 살고 있는 뚱뚱보에게 자신 있게 말하세요. "이제 넌 실패, 죄책감, 수치심으로 나를 괴롭혀서 또다시 계획을 망치지는 못할걸!"

네버 빈지 어게인 비법과 함께라면 여러분은 적절한 수준에서 식단계획을 세우고 목표에 이를 때까지 꾸준히 지켜나갈 수 있습니다. 아무리 여러 번 실패하고 다시 도전한다 해도 괜찮아요. 폭식을 멈추기 위해 여러 번 시도해야 한다는 사실을 언급하자마자 여러분 안의 먹깨비는 매우 좋아할 거예요. 당분간 이런 생각은 그냥 무시하도록 해요.

실패에 대한 두려움, 실수로 인한 죄책감 등을 다루는 방법에 대해서는 책 뒷부분에서 더 자세히 살펴보겠지만, 지금 여러분은 네버 빈지 어게인의 기본 개념을 이해했기 때문에 책을 계속 읽는 게 훨씬 쉬워졌으리라 믿습니다.

그런데도 내 안의 먹깨비는 책을 마저 못 읽게 하려고 마지막으로 이렇게 이의제기를 할 겁니다. "뭔가 먹고 싶은 마음을 무조건 공격하고 거부하는 것은 자기 학대나 다름없다. 그보다는 '있는 그대로 자기 모습을 사랑'하기 위해 계속 노력하는 편이 더 좋다"고 말이죠.

독자들에게 약속합니다. 책을 끝까지 읽고 실천하면 여러분은 분명 자신을 덜 나무라고 더 많이 사랑하게 될 거예요. 그리고 같은 맥락에서 다음 사실을 이해하는 것도 정말 중요합니다.

"있는 그대로 내 모습을 사랑하자!"는 말은 불가능에 가깝습니다.

여러분은 내 안에 사는 뚱뚱보의 정체를 밝히고 우리에 가두어야 합니다. 그래야 마침내 음식에 대한 결정권을 완전히 손에 넣고 영원불변 날씬쟁이인 사람의 사고방식으로 자신을 개조할 수 있습니다. 지금까지 음식과 관련한 많은 문제를 일으켰던 파괴적인 사고방식을 무너뜨려야 합니다.

위에서 언급했듯, 많은 사람이 네버 빈지 어게인 심리 기법을 거부했습니다. 그들은 그게 무엇이든 자신의 모든 부분을 사랑하고 싶기 때문이라고 그 이유를 밝혔죠. 하지만 자신의 모든 생각과 감정을 사랑하고 보살피고 충족시키다 보면 한 가지 문제가 발생합니다. 어떤 충동이나 욕구는 너무 강해서 아주 약간의 틈이라도 허용하면 억제하기 어렵다는 점이에요. 대부분의 사람은 음식을 비롯한 여러 생존 욕구에 관한 한 신체적·생화학적 기본 틀 자체가 있는 그대로 자기 모습을 사랑하기 어렵게 세팅되어 있습니다. 제 경험에 비춰보면, 한 번씩 발작처럼 폭식하거나 과식하게 되어 고생하는 사람들 대부분이 위와 같은 상황이었어요.

내 안에 존재하는 동정심 많은 영혼은 이게 사실이 아니기를 바랄 겁니다. 하지만 우리를 '과식하고 폭식하게' 만드는 사고방식은 정말로 우리 내면에 존재합니다. 사람들이 처음 이 기법을 필요 이상으로 가혹하다고 여기는 것도 그래서죠. 하지만 조금만 곰곰이 생각해보면, 이 사고방식이 우리의 가장 무모하고 미숙한 부분을 대변한다는 데 여러분도 동의할 거예요.

최선의 판단에 반대되는 행동을 반복해서 하게 만들고, 꼭 필요한 식단 관리에 대해서도 계속 마음을 바꾸게 하는 사고방식. 이런 사고방식은 영원히 버려져야 마땅해요.

비유적으로 이야기하면, 폭식과 심한 과식 습관을 고치는 일 그리고 단순히 다이어트를 유지하는 방법을 배우는 일은 상처 입은 동물이 건강을 회복하도록 보살피는 것과는 완전히 다릅니다. 공격적인 견종인 도베르만 핀셔를 잡아 우리에 가두는 상황과 비슷해요. 사냥개는 주인의 말을 존중하고 따라야 하지만, 제대로 훈련받지 않으면 매번 제멋대로 움직이죠.

여러분을 폭식·과식하게 만드는 생각을 멈추게 하고 무릎 꿇리는 일은 자비를 베풀 사안이 아니에요. 무엇에도 휘둘리지 않을 통제력과 지배권을 누가 갖느냐의 문제입니다. 사람들이 식단조절에 대한 마음을 자꾸 바꾸는 근본적인 이유는, 우리가 알지 못하는 사이 '내 안의 먹깨비'를 사랑하고 보살피고 있기 때문이에요.

앞으로 저는 우리를 살찌게 만드는 사고방식이나 실체, 모두를 가리켜 '꿀꿀이The Pig'라고 부르려고 합니다.

나는 먹기 위해 사는 꿀꿀이가 아니다

여러분이 알아야 할 첫 번째 사실은, 꿀꿀이는 나 자신이 아니라는 것입니다!

내 안에 살고 있는 꿀꿀이는 내가 아닙니다.

여러분이 알아야 할 두 번째 사실은, 꿀꿀이를 다른 이름으로 불러도 좋다는 것입니다. '떠돌이 개', '도둑고양이', '먹깨비' 등 어떤 이름도 되지만, 귀여운 애완동물과는 거리가 먼 이름을 택해야 해요. 왜냐하면 대상을 사랑하고 보살피려는 마음이 아니라 멀리하고 싶은 마음이 생겨야 하기 때문이죠.

여하튼 저는 제 안의 먹깨비를 '꿀꿀이'라고 불러요. 그래서 네버 빈지 어게인 비법을 설명하면서 통제가 안 되는 식욕이나 충동을 가리켜 앞으로는 '꿀꿀이'라고 지칭하도록 하겠습니다.

나와 '꿀꿀이'를 구분 짓는 차이점은 여러 가지입니다. 나는 꿈과 목표가 있지만, 꿀꿀이는 오로지 먹기 위해 삽니다. 나는 삶이 주는 모든 것을 누리고 즐기지만, 꿀꿀이는 오로지 주전부리만을 원하며 그걸 먹기 위해서라면 무슨 소리든 지껄이죠. 꿀꿀이는 나에게 중요한 몸·건강·행복·번영은 신경 쓰지 않아요. 왜냐하면 꿀꿀이는 무슨 수를 써서라도 먹을 것을 얻어내야만 하기 때문이죠! 나는 사랑하고 배우고 웃으며 인생을 충만하게 살기를 바랍니다. 하지만 꿀꿀이는 '한 번만 더' 실컷 먹는 일을 가장 소중하게 여기며 살아요. 나는 놀라운 일들을 계획하고 준비하고 실행합니다. 하지만 꿀꿀이는 삶을 흥청망청 먹고 마시는 잔치라고 생각하기 때문에 맘껏 먹고 즐기라고 나를 꼬드기는 데 시간과 에너지를 총동원하죠.

그나마 다행인 것은 꿀꿀이를 먹여살릴 수 있는 사람이 오로지 나뿐이라는 사실입니다. 이것만 이해하면 영원히 몸무게를 조절하는 일을 반은 성공한 셈이죠. 거기다 꿀꿀이가 내는 꽥꽥 소리를 냉정하게 외면하는 법까지 배우면 나머지 반도 성공이에요. 결국에는 여러분이나 꿀꿀이 둘 중 하나는 고통을 받을 텐데, 그 하나가 절대 여러분은 아니었으면 좋겠군요!

우리 삶이 불행한 데는 내 안에 사는 꿀꿀이의 책임이 아주 큽니다. 내 안의 꿀꿀이는 좋지 않은 음식을 너무 많이, 그것도 적절하지 못한 시간에 먹으라고 부추겼고, 그로 인해 우리는 지난 수십 년에 걸쳐 건강이 나빠졌고 자신감을 잃었으며 삶의 질도 떨어졌습니다. 큰마음 먹고 이 책을 손에 들기 전까지는 그랬을 겁니다.

그동안 꿀꿀이는 우리가 완벽한 다이어트 계획을 짤 때마다 우리를 설득해 그만두게 했어요. 꿀꿀이 때문에 우리는 몸과 마음과 영혼을 제대로 가꾸지 못했죠. 우리는 건강한 몸을 빼앗겼을 뿐 아니라 꿈꾸던 삶을 이루기 위해 필요한 에너지마저 도둑맞았습니다. 쓸데없이 무거운 몸을 짐처럼 이고 지고 살게 만든 것도, 나의 성공·건강·행복을 서서히 갉아먹은 것도 꿀꿀이입니다. 그리고 영원히 살을 빼지 못할 것처럼 느끼게 한 것도 꿀꿀이고요. 하지만 꿀꿀이는 전혀 개의치 않죠.

꿀꿀이는 오로지 자기 쾌락만이 중요하기 때문에 음식 한 입을 더 먹기 위해서라면 눈 하나 깜짝하지 않고 내가 사랑하는 모든 것을 파괴할 겁니다. 그런 꿀꿀이에게는 조금의 사랑도, 아니 연민조차 허용할 가치가 없어요. 꿀꿀이는 내면의 아이도, 귀엽고 어린 애완동물도, 내가 삶에서 정말 가치 있다고 느낄 만한 무엇도 아닙니다.

절대 꿀꿀이를 진짜 돼지와 혼동해서는 안 됩니다. (동물인 진짜) 돼지는 사랑스럽고 귀여워요. 어떤 사람은 돼지를 애완동물로 기르기도 하지요. 그리고 실생활에서 돼지는 우리의 도움과 보호가 있어야 하죠. 하지만 꿀꿀이는 통제가 안 되는 먹보 괴물이라 그대로 놔두면 내가 사랑하는 모든 것을 잃게 됩니다.

그런데 불행하게도 꿀꿀이는 우리가 목숨을 유지하는 데 꼭 필요한 해부학적 구조(중뇌)와 밀접하게 관련되어 있기 때문에 꿀꿀이를 우리 삶에서 완전히 제거할 수는 없습니다. 하지만 우리가 꿀꿀이의 꽥꽥 소리를 자신의 바람과 혼동하지 않는다면, 그리고 생존에 꼭 필요한 것만 지키며 산다면 꿀꿀이를 영원히 지배할 수 있습니다.

꿀꿀이는 내가 아닙니다!

미친 소리처럼 들리겠지만, 이제부터 여러분은 동네 양아치를 만났을 때 느낀 혐오와 경멸의 감정으로 꿀꿀이를 대해야 합니다. 최상의 계획을 짜놓고도 '선을 넘어' 게걸스레 음식을 먹어댈 때마다 사실 우리 안에는 꿀꿀이의 목소리가 존재했으며, 그 목소리는 "그래도 괜찮다"고 우리를 열심히 설득했어요. 그래놓고 꿀꿀이는 그로 인해 내가 얼마나 아픈지, 고통의 정도가 얼마나 심각한지, 중요한 목표를 이루기 위해 짜놓은 계획에서 얼마나 멀리 벗어났는지 등은 신경 쓰지 않았죠.

꿀꿀이의 유일한 관심은 쓰레기 같은 음식을 실컷 먹어도 괜찮다고 우리를 꼬드기는 일뿐이었어요. 하지만 절대 괜찮지 않습니다! 지금까지 내면의 소리에 귀를 기울이고 잠깐의 치명적인 즐거움을 누린 대가로 우리는 자기의 인생을 얼마나 망치며 살았던가요.

제가 제안하는 심리 기법을 배우면, 여러분은 자신을 꼬드기는 내면의 소리가 얼마나 지긋지긋하고 끔찍한지 마침내 깨닫게 될 것입니다.

앞으로 우리는 정신 공간에서 나 자신과 꿀꿀이를 철저히

네버 빈지 다이어트

분리하고, 파괴적인 사고방식을 100퍼센트 통제하게 될 거예요. 꿀꿀이는 내가 아니며 존중해줄 필요도 없습니다. 꿀꿀이가 꿱꿱거리는 소리를 듣고 즉시 무시해버리는 법을 배워야 합니다.

진짜 꿀꿀이가 존재한다고 믿기

제가 헛소리나 하는 미치광이일까요?

그렇지 않습니다. 저는 사람들 안에 진짜 꿀꿀이가 존재한다고 믿지 않습니다. 이것은 정신적 개념이자, 임의로 정한 심리 기법 같은 것이죠. 하지만 중요한 건, 이 개념은 그저 단순한 심리 기법이 아니어서 정말 놀라운 효과가 있었다는 것입니다!

이성적으로 사고하기를 좋아하는 사람은 어쩌면 이 기법을 머리로 인지하고 싶을지도 모르겠군요. 하지만 일단 기본 개념을 이해했다면, 목표를 이루기 위해 꿀꿀이가 진짜 존재하는 것처럼 대하는 과정이 꼭 필요합니다. 그러므로 꿀꿀이는 실제로 존재하지 않는다고 지적하는 일은 지금이 마지막이 될 거예요.

지금까지 설명한 개념적 체계를 바탕으로 이제부터 우리의 계획을 자꾸 어긋나게 했던 사고방식과 감정으로부터 자신을 분리할 겁니다. 그렇게 해야 스스로 통제권을 가지고 마땅히 누려야 할 삶을 누릴 수 있어요. 하지만 제대로 효과를 보기 위해 앞으로 다가올 모든 유혹의 순간에 꿀꿀이의 존재는 100퍼센트 진짜처럼 보여야 합니다.

처음에는 이런 아이디어 때문에 힘이 들 수도 있어요. 내 안의 꿀꿀이는 '이건 진짜가 아니야'라고 믿는 쪽을 분명 더 좋아할 겁니다. 그래야 사람들이 꿀꿀이의 꽥꽥 소리를 자기 생각이라고 착각할 테니까요. 그리고 곧 자세히 설명하겠지만, 이것이 꿀꿀이가 당신에게서 음식을 얻어내는 유일한 방법이기도 합니다. 아무러면 어떻습니까? 이제 꿀꿀이를 우리에 가두고 입을 다물게 하세요!

자신의 마음이기 때문에 각자 원하는 방식대로 생각과 감정을 정리하고 조작할 수도 있다는 사실을 기억하세요. 내가 존재한다고 말하면 꿀꿀이는 존재합니다. 더는 고민하지 마세요.

"말도 안 되는 이런 얘기를 왜 진지하게 듣고 있는 거야? 이러지 마. 가서 뭐나 좀 먹자고!"

−당신 안의 꿀꿀이가

'내 안의 꿀꿀이'의 정체가 무엇인지 정확히 밝힐 필요가 있을까요? 물론입니다. '내 안의 꿀꿀이'를 매몰차게 분리하기 위해 그것의 정체를 밝힐 마음의 준비가 부족하다면, 다음 체크리스트를 표시해보기 바랍니다. 여러분이 그동안 꿀꿀이 때문에 얼마나 큰 피해를 당하고 있었는지 확인할 수 있습니다.

폭식 습관의 피해 체크리스트

내 안의 꿀꿀이로 인해 여러분은 자신감, 건강, 삶에 대한 만족도에서 얼마나 큰 피해를 보고 있나요?

정말 그렇다 5점, 약간 그렇다 4점, 약간 아니다 3점, 전혀 아니다 0점

1_ 내 몸무게는 이상적인 체중과 거리가 멀다.   ( )

2_ 그날 꼭 하고 싶은 일을 모두 못할 만큼 에너지가 없다.   ( )

3_ 식사 후 배가 터질 것 같거나 너무 먹었다는 생각을 자주 하는 편이다.   ( )

4_ 가끔은 충분히 먹었는데도 계속 더 먹고 싶어질 때가 있다.   ( )

5_ 여러 사람과 함께 먹을 때와 혼자 먹을 때의 식습관이 많이 다른 편이다.   ( )

6_ 평소 식습관을 남에게 보여주기가 부끄럽다.   ( )

7_ 가끔 건강상의 이유가 아닌 폭식을 한 대가로 하루 이틀 정도 금식한다.   ( )

8_ 식단계획을 세웠지만, 자신과의 약속을 어길 때가 많다.   ( )

9_ 그다지 배가 고프지 않은데도 나도 모르게 음식을 먹게 된다.   ( )

10_ 음식을 실컷 먹고 싶은 마음에 필요 이상으로 운동을 많이 한다.   ( )

11_ 건강검진에서 과체중이라는 결과가 나왔다.   ( )

12_ 혈액검사 수치 중 정상을 벗어난 항목이 있다.   ( )
　　(콜레스테롤, 중성지방 수치 등)

13_ 안 해본 다이어트가 없을 만큼 다이어트에 관심이 많다. ( )

14_ 음식 생각을 멈출 수가 없다. ( )

15_ 내 체형이 마음에 들지 않는다. ( )

16_ 몸의 컨디션이 좋지 않은 편이다. ( )

17_ 몸무게가 달라지면 삶의 질이 훨씬 나아질 것 같다. ( )

18_ 입에 뭔가를 늘 달고 산다. ( )

19_ 칼로리 계산, 식단계획에 너무 많이 신경을 쓰고, 체중에 대해 강박증 ( )
이 있다.

합계 ( )점

0~20점   꿀꿀이가 완벽히 통제되고 있습니다.
21~40점   꿀꿀이의 활동이 얌전한 편입니다.
41~60점   꿀꿀이의 활동이 심각한 편입니다.
61~80점   꿀꿀이가 당신을 통제하고 있군요.
81~100점 당신은 꿀꿀이의 노예입니다.

> **중요:** 점수가 아무리 높게 나왔다 할지라도 여러분은 쉽고 빠르게, 그리고 영원
> 히 꿀꿀이를 우리에 가두고 식습관을 조절할 수 있습니다. 체크리스트에서 나
> 온 점수를 기록해두세요. 그리고 이 책의 내용을 일주일 동안만 실천해보세요.
> 그런 다음 다시 체크해보면 극적인 변화가 나타난 것을 눈으로 확인할 수 있을
> 거예요!

녀석의 이름부러 정하자

앞에서 '꿀꿀이'는 단지 파충류의 뇌를 가리키는 별명일 뿐

이며, 난소(또는 정소)처럼 몸의 일부이지 우리 자신이 아니라고 설명했습니다. 그런데도 어떤 사람들은 자기 일부를 '꿀꿀이'라고 부르는 걸 아주 싫어해요. 가슴 아픈 기억이 떠오르거나 자학하는 기분이 들기 때문이죠.

여러분도 비슷한 기분이 든다면, 내 안의 뚱뚱보를 '꿀꿀이'라고 부르는 것을 피하는 편이 좋겠습니다. 앞에서도 말했지만, 떠돌이 개, 도둑고양이, 방해 공작원 등등 다르게 부를 이름은 아주 많아요. 저의 고객 중에는 내면의 적을 가리켜 '쓰레기 같은 음식을 먹으라고 속삭이는 내 안의 훼방꾼'이라 부르는 사람도 있더군요.

그리고 '꿀꿀이'를 대체할 만한 다른 이름을 선택했다면 나머지 체계를 일컫는 용어도 조금씩 바꿔주면 됩니다. 예를 들면, 앞으로 내 안의 꿀꿀이가 먹으라고 부추기는 음식을 '꿀꿀이죽'이라 부를 예정인데, 만약 별명을 떠돌이 개로 선택했다면 떠돌이 개가 원하는 음식은 '개밥'이라고 부르면 되겠죠. 또한 꿀꿀이죽을 먹으라고 꼬드기는 꿀꿀이의 분별없는 목소리를 '돼지 꽥꽥대는 소리'라고 부른다면, 떠돌이 개는 '낑낑대는 소리'를 낸다고 말하는 식입니다. 이해하셨죠? 귀엽고 깜찍한 이름만 아니면 됩니다.

내 안의 뚱뚱보는 몸에 좋지 않은 음식을 마구 먹는 일 말고는 아무것에도 관심이 없습니다. 그러므로 앞뒤 재지 않는 공격적이고 난폭한 성격에, 남을 조종하는 데 능한 간사함을 대표할 만한 그런 이름을 골라야 해요. 그래야 자신의 일부를 훈련하고 통제하는 데 불쌍하거나 꺼림칙한 마음이 들지 않을 테니까요.

마지막으로 책에서는 '꿀꿀이'라는 용어를 계속 사용할 텐데 그 이유는 단순합니다. 음식을 향해 닥치는 대로 달려드는 저의 '파충류 뇌'를 가리키기 위해 제가 선택한 이름이 꿀꿀이이기 때문이에요.

착하게 굴지 말고 지겹다고 화를 내라

사실 저는 동정심이 많은 편입니다. 상처받은 내면의 아이를 보살피는 일도 꼭 필요하다고 믿고 있고요. 하지만 폭식을 극복하는 문제에 있어서만큼은 다릅니다.

저는 여러분이 사랑받고 있다고 느끼길 바랍니다. 각자의 잠재능력을 최고로 발휘할 수 있기를, 그래서 자신을 더 많이 사랑하기를 바라고요. 그리고 여러분에게 필요한 게 포옹이라면 음… 저는 당장 커다란 테디베어가 되어 여러분을 포옹해줄 겁니다.

하지만 저는 30년이 넘도록 '있는 그대로 내 모습을 사랑하자'라는 접근법으로 식이조절을 하느라 정말 고통스러운 시간을 보냈습니다. 내 돈을 들여가며 많은 참가자를 대상으로 연구를 진행했었고, 여러 고객에게 직접 적용도 해보았습니다. 그 결과, 이 방법은 심각한 과식과 폭식을 해결할 수 없다는 확신을 갖게 되었죠. 그렇게 판단한 데는 명확한 네 가지 이유가 있습니다.

그 중 첫 번째 이유는 우리 몸의 신경 구조 때문입니다. 우리 뇌는 특징에 따라 크게 세 단계로 진화했습니다. 쉽게 설명하기 위해 조금 과하다 싶게 단순화한 아래의 분류를 살펴보기 바랍니다.

- **파충류의 뇌(뇌간)**는 우리 뇌에서 가장 오래된 부분입니다. 주위에서 뭔가를 발견하면 파충류의 뇌는 스스로 이렇게 묻습니다. "먹을 음식인가, 짝짓기 대상인가, 죽여야 할 적인가?" 가족, 사랑, 관계 따위에는 전혀 관심이 없어요. 장기적 목표, 영성, 예술, 음악을 중요하게 여기지 않습니다. 파충류 뇌의 관심은 오로지 '먹기, 짝짓기, 죽이기'뿐이죠. 다이어트 중에 나도 모르게 음식을 허겁지겁 먹고 있다면 그 순간은 파충류의 뇌가 우리를 장악했을 가능성이 큽니다. 나쁜 음식을 향해 손을 뻗을 때, 파충류의 뇌는 곧 내 안의 꿀꿀이가 됩니다.
- **포유류의 뇌**는 우리 가족의 행복을 지키기 위해 파충류의 뇌에

서 발달했습니다. 포유류의 뇌가 본래 하는 일은 파충류의 뇌를 향해 이렇게 말하는 것이에요. "기다려! 우리 종족에게 좋은 건지 나쁜 건지 확인할 때까지는 먹지도 짝짓기하지도 죽이지도 마!" 우리가 세상을 살면서 타인과 관계를 맺고 유대감을 형성하게 하는 감정의 중추가 되는 뇌입니다.

◦ **대뇌 신피질**, 즉 '**영장류의 뇌**'는 가장 마지막으로 발달하여 파충류의 뇌와 포유류의 뇌를 통제합니다. 장기적 목표, 예를 들면 체중 감량이나 근육 만들기, 나아가 사랑, 자아 정체성, 영성, 음악, 미술 등의 관념을 관장하죠.

포유류의 뇌는 파충류의 뇌를 억제할 수 있습니다. 그리고 영장류의 뇌(신피질)는 파충류의 뇌와 포유류의 뇌를 제어할 수 있고요.

이것이 뇌가 진화되어온 방식이며, 그 덕분에 인간은 어떤 충동도 조절할 수 있습니다. 우리는 절대 힘없는 존재가 아닙니다! 하지만 음식을 먹고 싶은 강한 욕구가 몰려왔을 때 있는 그대로 자기 모습을 사랑하고' '상처받은 내면의 아이를 돌보고' '화나는 일이 무엇인지 알아내려고' 하는 행동은 사실상 진화를 통해 대뇌 신피질이 갖게 된, 수천만 년 동안 유지해온 통제권을 포기하고 파충류의 뇌에게 권력을 쥐어주는 꼴이 돼버립니다.

충동이 일어난 순간에 파충류의 뇌(내 안의 꿀꿀이)를 따르는 것은 충동을 조절하는 능력을 스스로 축소하는 행위입니다! 그와 반대로 우리는 파충류의 뇌에 대한 혐오감을 끌어올려야 합니다. 그래야 잠깐이라도 정신을 차리고 옳은 결정을 내릴 수 있어요.

하지만 꼭 신경 구조 때문이 아니라 해도 현대인들은 모두 무척 강력한 사회경제적인 힘의 소용돌이에 직면해 있습니다. 우리는 그 폭풍에서 단호하게 벗어날 필요가 있으며, 그러려면 현실에 안주하거나 착하게 굴어서는 안 됩니다. 지겹다고 말하고 화를 내야 합니다.

무슨 말인지 이해하기 쉽도록 1950년대 후반에 피터 밀너 Peter Milner와 제임스 올즈 James Olds가 실시했던 매우 놀라운 과학 실험에 대해 간단히 설명해보겠습니다. 이 실험은 오늘날 동물의 권리 보호 차원에서 보면 분명 비윤리적이었지만(당시에도 그런 여론이 있었어요), 다음과 같은 매우 중요한 결론을 도출해냈었죠. '포유동물은 신경학적 쾌락 중추에 인위적인 자극을 얻기 위해서라면 심각한 수준의 자기 무시도 감행한다'는 사실이었습니다.

실험 과정은 이랬어요. 두 과학자는 쥐의 쾌락 중추를 담당하는 뇌 부위에 전극을 이식한 다음, 전극을 버튼과 연결했습니다. 그리고 쥐가 버튼을 누르면 뇌에 전기가 흐르도록 장치를 만들었죠.

결과는 매우 극적이었습니다. 쥐는 자극을 얻기 위해 시간당 수천 번 버튼을 눌렀습니다. 심지어 매우 굶주리고 목이 마른 상태에서도 음식이나 물보다 전기 자극을 더 좋아했습니다. 수컷 쥐는 발정 난 암컷 쥐가 옆에 있는데도 무시하고 버튼을 누르는 일에만 집중했고, 버튼이 있는 곳까지 가려면 바닥의 전기충격 장치를 지나가야 하는 상황에서도 엄청난 고통을 참아가며 버튼을 눌렀습니다. 암컷 쥐 역시 새끼를 돌보는 일도 제쳐놓고 전기 자극에 집착했고요.

어떤 쥐는 다른 일은 하나도 하지 않고 온종일 시간당 수천 번씩 버튼만 눌렀습니다. 결국 쥐가 굶어 죽지 않게 하려면 쥐를 장치에서 강제로 분리하는 수밖에 없었다는군요!

사람을 대상으로 한 찰스 모운C.E. Moan과 로버트 히스R.G. Heath의 연구에서도 결과는 비슷했습니다. 이 실험이 우리에게 시사하는 바는 우리의 관심에 역행하는 생존 본능을 강제로 제압하기 위해서는 어쩔 수 없이 인위적인 방법을 사용해야 한다는 것입니다.

이 실험의 결론은 우리가 일반적인 방법으로는 과식과 폭식을 해결할 수 없는 두 번째 이유를 제시합니다. 그에 대한 해결책으로 우리는 좀 더 공격적인 방식으로 음식 문제에 제동을 걸어야 한다는 얘기를 하고 싶군요. 돌려 말할 것도 없이, 현대의 대형 식품회사들은 인위적인 수단을 써서 소비자들의 생존 본능을 장악하고, 그로 인해 이윤을 얻고 있습니다. 앞선 실험 에서 쥐들은 쾌락 버튼 없이는 살지 못할 거라고 느끼고 계속 해서 버튼을 누르기 위해, 쥐의 생존에 중요한 다른 모든 것과 마찬가지로 꼭 필요한 영양소 섭취도 기꺼이 포기했죠. 이와 유사하게 우리도 사회 속에서 가공식품의 봉지, 상자, 용기들 이 제공하는 '쾌락 버튼' 없이는 살 수 없다고 느끼고 있습니다. 그리고 건강 문제로 인해 엄청난 비용을 지불하면서까지 쾌락 버튼을 계속 누르려고 싸우고 있습니다.

기존의 식이조절 방법이 효과가 없는 세 번째 이유는 바로 엄청나게 쏟아져나오는 광고 때문입니다. 대형 식품회사의 경 제적 힘은 영양이라는 요소를 가볍게 제치고 사람들의 생존 본 능을 제압했습니다. 당연히 막대한 비용을 들여 광고도 하고 있고요. 식품회사들은 자기네가 만든, 음식을 가장한 물질이 정말 맛있고 먹는 걸 멈출 수 없을 거라며, 그리고 심지어 몸에 도 좋다고 사람들을 현혹합니다. TV, 라디오, 인터넷을 통해 한 해 5000건 이상의 음식 광고들이 쏟아져나오지만, 그중 과일 이나 채소에 관한 광고는 거의 없다는 사실을 알고 있나요?

참, 그리고 나와는 '상관없는' 광고이기 때문에 자신은 영향 을 받지 않는다고 방심해서도 안 됩니다. 매우 충격적인 사실 을 하나 알려줄까요? 광고 상품이 자신과 무관하다고 생각하는 사람일수록 판매에 대한 거부감이 적기 때문에 상품을 구매할 확률이 오히려 더 높다고 하는군요! 상품에 대해 곰곰이 따져보는 소비자를 유혹하는 게 훨씬 더 어렵다고 합니다.

마지막으로 기존 식이조절 방법이 효과를 거두지 못하는 네 번째 이유는 중독 치료를 담당하는 의료계의 분위기 때문입니다. 이 분야에 몸담은 연구자들이 인간은 중독 앞에서 '무력하다'라고 이야기하는 바람에 우리는 만성으로 진행되는 신비한 질병을 얻게 되었죠. 그리고 이 병은 예방과 치료가 불가능해서 우리가 바랄 수 있는 최상은 하루하루 조금씩 겨우 절제하며 살아가는 방법뿐입니다. 이런 메시지가 우리 문화에 점차 스며들어 이제는 대다수 사람이 쾌락 버튼을 포기하고 싶어도 포기하지 못한다고 믿는 지경에 이르렀습니다.

요약해보면, 대형 식품회사는 작은 제품 안에 법이 허용하는 전분·당분·기름·나트륨·지방·흥분 독소물질, 그리고 기타 자극적인 화학 첨가물을 최대한 많이 넣습니다. 그리고 식품이 건강에 좋고 맛도 좋아 보이게 포장한 다음, 대대적인 광고로 소비자들을 속입니다. 그러고 나면 중독을 치료하는 의료계 연구자들은 우리에게 유혹을 뿌리칠 힘이 없다고 말해 거기에 힘을 보탭니다. 우리는 쓰레기 같은 음식을 먹고 싶은 강한 욕구가 몰려오면 나 자신을 더 사랑하기 위해 사는 거라고 생각하며 돌아다닙니다! 우리 손으로 비만을 전 세계 사람들에게 전염병처럼 퍼트리고 있다니, 정말 놀랍지 않은가요?

하지만 좋은 소식이 있습니다. 여러분은 간단한 일련의 기법으로 이런 모든 상황에서 벗어날 수 있습니다. 내 안의 꿀꿀이가 꽥꽥거리는 소리, 또는 내 안의 떠돌이 개가 끙끙대고 우는 소리를 구분하는 법을 배우면 됩니다. 소리를 듣는 즉시 무시해버리고, 몸에 좋은 영양소는 다른 식품에서도 충분히 얻을 수 있다는 것을 깨달아야 합니다.

책장을 넘기기 전에 한 번 더 경고합니다!

책에는 줄곧 '내 안의 꿀꿀이'가 등장합니다. 저는 녀석을 잡아 우리에 가두고 통제하는 방법에 관해 여러분에게 설명할 것입니다. 지금까지 경험으로 보았을 때, 사람들은 스스로 식습관을 조절하여 마침내 목표를 성취할 수 있다는 사실을 알게 되자, 자존감이 높아졌고 자신을 사랑하는 마음도 더 커졌어요. 또한 제가 상담했던 사람 중 절반 이상은 꿀꿀이를 사용한 은유법이 아주 잘 맞는다고 평가했고요.

그래도 역시나 '내 안의 꿀꿀이' 얘기가 마음에 들지 않는다면, 지금 당장 책을 덮기 바랍니다! 불쾌한 기분으로 계속 책을 읽는다면 결국은 아무 도움도 얻지 못하고 책에 대한 악평만 남기게 될 거예요.

하지만 제 얘기에 마음이 끌리고 들을 준비가 되어 있다면,

인간인 나를 내 머릿속 파충류의 뇌로부터 단호하게 분리할 가치가 있다고 생각된다면, 그리고 꿀꿀이 은유법이 아무래도 신경 쓰여 용어를 자신에 맞는 다른 표현으로 바꾸겠다고 약속한다면 계속 읽어도 좋습니다. 여러분은 오랫동안 여러 방법으로 애써왔지만, 이제야 겨우 효과를 볼 수 있는 가능성을 접하게 된 겁니다!

여러분이 아직도 책을 읽고 있다면, 저의 주장을 계속 전개해도 좋다는 뜻으로 받아들이겠습니다. 꿀꿀이라는 용어 때문에 '양해'를 구하는 일은 지금이 진짜 마지막입니다.

꽥꽥 소리와 이성적 배고픔을 구별하기

꿀꿀이를 정말로 통제하려면 먼저 녀석의 꽥꽥 소리와 이성적인 배고픔을 구별할 줄 알아야 합니다. 그러기 위해서는 구체적인 다이어트 규칙을 세우고 명확한 식단계획을 짜야 해요. 처음에는 한 가지 규칙으로 시작합니다. 그런 다음에는 규칙과 계획을 무조건 지켜야 하고요.

꿀꿀이는 규칙을 싫어해서 새로 만든 어떤 규칙이나 계획도 온전히 지키지 못하도록 별짓을 다 할 거예요. 우리가 100퍼센트 주인의식과 책임감을 지녀야 한다고 강조하는 이유는 이 때

네버 빈지 다이어트

문입니다. 또한 전체적인 식단계획을 포함한 모든 규칙은 100퍼센트 명료해야 합니다. 그렇지 않으면 꿀꿀이는 '애매한 선'과 '그냥 잠깐만 하는 다이어트'라는 표현을 써가며 우리의 온전성과 자신감을 무차별 공격할 겁니다. 지금부터 여러분이 기본적으로 반드시 해야 할 것들을 소개하겠습니다.

자기만의 식단계획표를 만드세요

우리는 오로지 자기만의 다이어트 규칙에 따라 만들어진, 자기만의 식단계획을 갖고 있어야 합니다. 다이어트 권위자, 영양사, 전문의가 제안한 규칙과 식단이 아니라 왜 자기 것이어야 할까요? 여러분은 다섯 살 어린애가 아니므로 누군가가 줄곧 따라다니며 제대로 먹는지 확인할 수는 없는 노릇이니까요.

물론 여러분은 전문가의 조언을 들을 수 있고, 또 들어야 합니다. 가능한 한 자주 건강 관련 서적을 읽고, 믿을 만한 전문가에게 여러분의 생각을 얘기하고 상의하십시오. 그런데 이 책을 읽고 있다면 이미 그렇게 한 것이 아닌가 싶군요. 사실 여러분은 균형 잡히고 영양소도 풍부하며 상식적인 수준의 식이요법이 어떤 것인지 이미 잘 알고 있을 거라는 데 제가 정말 좋아하는 신체 부위, 제 왼쪽 신장을 걸겠습니다.

또한 여러분이 아는 내용을 제대로 지키기만 하면 분명 효과도 있을 겁니다! 그러니 "엄마가 야채는 꼭 먹으랬어" 따위의 말은 건너뛰고 '제대로 지키는' 방법으로 바로 넘어가보도록 합시다.

마침내 어떤 계획을 세우고 지키기로 마음먹었다면, 계획은 100퍼센트 자기 것이어야 합니다. 결국 차 열쇠를 집어 자동차에 시동을 걸고, 마트까지 운전하고 카트에 식료품을 담고 지갑을 꺼내 계산을 하고 차 트렁크에 장본 것을 실은 다음, 집으로 가져와 정리하고 먹을 음식을 정하고 식사를 준비하고 수저를 꺼내고 젓가락으로 집어 입안에 넣을 사람은 누구일까요?

바로 여러분 자신입니다. 의사·영양사·다이어트 전문가·심리치료 전문가 같은 사람들이 아닙니다! 너무 당연한 말이죠? 그 사람들이 아무리 좋은 의도로 다이어트에 대해 충고해주고 전문 지식을 알려준다 해도 그중 어느 누구도 여러분을 하루 24시간 따라다닐 수는 없으며, 심지어 그러길 원한다 해도 불가능합니다.

여러분이 성공할 유일한 방법은 내가 먹고 삼키는 모든 음식에 대해 100퍼센트 책임을 지는 것입니다. 여러분도 알겠지만, 전문적인 다이어트 식단을 '한번 시도해보는 일'은 일종의 의존 상태를 만듭니다. 그러면 꿀꿀이는 더욱 힘을 얻어 다음과 같은 말로 권력을 휘두르려 하겠죠.

"이건 영양사·의사·다이어트 전문가가 추천했지만, 너한테 안 맞는 식단인 게 분명해. 너 그 사람들한테 제대로 항의해야 해. 아니면 또 다른 의견을 가진 전문가를 찾아보든가. 음, 그러는 동안 우리 뭐 좀 먹는 편이 좋겠어. 저거 맛있겠다!!!"

-당신 안의 꿀꿀이가

그러니까 식단조절의 승패는 여러분에게 달렸습니다. 선택에 대한 책임도 전적으로 여러분에게 있고요. 99.9999퍼센트도 아닌 100퍼센트예요.

여기서 잠시 숨도 돌릴 겸, 지금쯤 분명 꽥꽥거리고 있을 꿀꿀이의 말을 한번 들어볼까요?

"야, 잠깐 멈춰봐! 이 책도 다이어트 책이잖아? 결국 글렌이란 사람도 체중 감량을 도와준답시고 돈을 벌려는 속셈이잖아. 그래 어디 해봐. 한번 시도나 해보자. 항상 그랬던 것처럼 또 속았다는 걸 금세 알게 되겠지. 그럼 나는 다시 마음껏 먹을게. 뭘 기다려? 지금 해봐! 야호, 신난다!!!"

-당신 안의 꿀꿀이가

이런 꿀꿀이 같으니라고. 당장 우리에 가둬버리자고요!

식단계획을 100퍼센트 자기 것으로 만드는 방법

너무 당연한 말처럼 들릴지 모르지만, 식단계획을 자기 것으로 만드는 가장 좋은 방법은 종이에 적는 것입니다. 음식과 관련된 규칙을 하나하나 기록하고 식단도 모조리 적으세요. 100퍼센트 명료하게.

이렇게 생각하면 간단해요. 10명의 사람이 여러분이 짠 식단표를 확인하고, 온종일 여러분이 먹는 음식을 지켜봤다고 가정해봐요. 그런 후 여러분이 식단을 제대로 지켰는지 아닌지에 대한 사람들의 의견이 정확히 일치해야 합니다. 9명만 일치해도 안 되고, 모두 일치해야 해요. 그러나 식단은 매우 사적인 영역입니다. '가상의 관찰자 10명' 테스트는 단지 생각으로만 진행하는 실험인 셈이지만, 식단을 정확하고 명료하게 작성했는가에 대한 판단 기준이 되어줄 것이라고 생각합니다.

10명의 사람이 모두 똑같이 판단할 만큼 정확하고 자세히 쓰라는 이유는, 애매모호함은 꿀꿀이가 가장 좋아하는 상황이기 때문이에요. 모호한 표현은 빨간불이 아닌 노란불이죠. 그리고 노란불이 켜지면 아무리 먼 곳에서도 꿀꿀이는 시속 150킬로미터의 속력으로 달려오며, 언제든 그럴 거라 확신합니다.

하지만 논쟁의 여지가 없도록 식단계획을 자세히 적어놓으면 애매한 노란불은 빨간불로 바뀝니다. 꿀꿀이가 빨간불에 신호를 위반하며 붙잡히지도 않고 달려오는 일은 거의 불가능해요. 왜냐하면 꿀꿀이가 신호를 어기고 달려가라고 부추기면 우리는 그 소리가 녀석의 꽥꽥 소리임을 바로 알아차릴 수 있으니까요. 그런 소리는 듣는 즉시 무시하면 됩니다. 언쟁도 토론도 하지 말고, 달래지도 말고, 어떤 식으로든 주의를 기울여서도 안 됩니다. 무시하세요.

꿀꿀이를 논리적으로 설득하려 해봐야 아무 소용 없습니다. 꿀꿀이는 여러분의 행복은 안중에도 없어요. 원하는 것은 오로지 이것저것 먹어치우는 일뿐이에요. 우리가 꿀꿀이를 배려해 어떤 지식을 알려줘도 꿀꿀이는 어떻게든 꼬투리를 잡아 억지를 쓰려고 할 겁니다. 그러므로 언제 어디서든 꿀꿀이에게 친절하게 대하지도 말고, 정보를 주지도 마세요. 그냥 간단히 꿀꿀이를 무시해버리면 빨간불은 영원히 꺼지지 않을 겁니다. 왜 그럴까요?

빨간불에도 자동차의 액셀을 밟으며 달려갈 유일한 사람이 바로 우리 자신이기 때문이에요. 꿀꿀이가 아무리 반대 의견을 내놓고 다른 방법으로 설득하려 한다 해도 상관없이 말이죠.

유일하게 위험한 상황은 꿀꿀이의 꽥꽥 소리가 무엇 때문인지 인지하지 못할 때입니다. 또한 꿀꿀이가 자신이라고 생각하는 것도 매우 위험한 일이고요. 정확히 명시된 식단계획을 짜라고 그토록 까다롭게 구는 데는 다 이유가 있습니다.

식단을 계획하고 적을 때 다른 사람이 만든 지침을 그대로 따르지 않

아도 좋습니다. 어떻게든 자신에게 가장 잘 맞는 방식으로 식단을 만드세요.

결국 자신이 지켜야 할 계획입니다. 영양 면에서 건전한 먹거리 위주로, 모호하지 않고 분명하게 식단을 작성했다면 그걸로 충분해요.

지금부터는 식단을 계획하는 데 도움이 될 만한 간단한 지침을 알려주겠습니다. 하지만 먼저 경고부터 해야겠군요. 꿀꿀이는 책의 다른 내용보다 이 부분에서 더 크게 꽥꽥댈 텐데, 녀석의 반대 의견은 계속 무시하고 다음 네 가지 중요 사항을 꼭 기억하기 바랍니다.

1_ 명확한 식단을 만들기 위해 '절대 금지'할 규칙과 '항상 필요'한 규칙을 다루는 방법에 대해서는 앞으로 이야기하겠지만, 이런 항목이 네버 빈지 어게인의 필수 요소는 아닙니다. 그런 내용을 넣지 않고도 여러분은 온전히 건강하고 효율적인 식단계획을 짤 수 있습니다.

2_ 지키기 쉬운 식단계획을 짜는 것을 목표로 하세요. 이전에 문제가 됐던 식습관을 교정할 수 있는 정도면 됩니다. 구체적인 방법은 여러분만이 압니다. 식단을 만드는 목적은 흔들리지 않는 자신감을 심어주기 위함이지, 여러분을 '음식 극단주의자'로 만들기 위함이 아닙니다.

3_ 100퍼센트 자신감을 가지고 '언덕을 향해 힘차게 페달을 밟아 나가도록' 제일 먼저 자신의 능력에 대한 의심부터 모조리 밀어 내야 합니다. 하지만 혹시나 실수하더라도 자신을 너그럽게 용서하고 재빨리 원래 계획으로 되돌아갈 방법을 준비해두었으니 걱정하지 마세요.

4_ 식단 전체를 한 번에 완성하지 않아도 괜찮습니다. 사실, 사람들 대부분은 체중 감량은 제쳐두고, 식습관 중 가장 큰 문제점 한 가지나 과식을 유도하는 촉매제 격의 음식 한 가지에만 초점을 맞춰 원 푸드 규칙One Food Rule을 정했을 때, 규칙을 가장 성공적으로 지켜나갔습니다. 원 푸드 규칙이 성공한 다음에, 즉 네버 빈지 어게인 프로그램을 2~3주, 나아가 몇 개월 성공하여 힘, 희망, 열정을 되찾은 이후에 여러 규칙이 포함된 전체 식단표를 만들어 진행하는 것이 좋습니다. 그리고 일반적으로 사람들은 원 푸드 규칙을 성공한 후에야 체중 감량을 목표로 하는 새로운 규칙을 만들고 적응할 수 있었습니다. 처음에는 몸무게가 오히려 늘더라도 폭식 습관부터 먼저 버리기 바랍니다. 내 몸에 대한 통제권을 가져오고, 힘을 회복하세요. 그런 다음 체중을 줄여야 합니다.

위와 같은 기본 틀을 염두에 두셨나요? 그럼 이제 식단계획을 위한 가이드라인에 대해 이야기해보겠습니다.

식단계획표를 구성하기 위한 가이드라인

식단계획은 기억하기 쉽고 모호하지 않으며 영양 면에서 완벽한 음식과 식재료로 각 항목을 채우기만 하면 성공입니다. 간단히 분류해둔 다음 네 가지 기준에 따라 식습관 규칙을 정해보세요.

- **절대 금지NEVERS**: 죽기 전까지 절대 다시는 가까이하고 싶지 않은 음식과 음료, 식습관은 무엇인가요?

- **항상 필요ALWAYS**: 항상 먹어야 할 음식, 음료는 무엇이며, 반드시 유지해야 할 식습관은 무엇인가요? 예를 들면 "나는 과일과 채소를 매일 6번 먹겠다" 또는 "나는 잠자리에 들기 전 다음 날 무엇을 먹을지 항상 미리 적어두고 규칙을 지키는 데 어려운 점이 무엇인지 충분히 생각하는 시간을 갖겠다" 등.

- **무제한 허용UNRESTRICTED**: 제한 없이 먹고 마실 수 있는 음식과 음료는 무엇이며, 자유롭게 허용할 식습관은 무엇인가요?

- **조건부 허용CONDITIONALS**: 정해놓은 시간대에 정해놓은 양을 섭취할 수 있는 음식과 음료는 무엇이며, 그때 할 수 있는 식습관은 무엇인가요? 또는 특정 상황에서 제한할 것은 무엇인가요? (빨간불인지 초록불인지 헷갈리지 않도록 이 부분을 아주 구체적이고 자세하게 적어야 합니다. 노란불은 피하세요. 왜냐하면 꿀꿀이의 사고방식에서 노란불은 곧 밝은 초록불을 뜻하기 때문이죠.)

식단을 계획하는 데는 정말 여러 종류의 변수가 존재합니다. 그래서 마약·담배·알코올을 끊는 일보다 폭식 습관을 버리기가 어쩌면 더 힘든지도 모르겠습니다. 마약·담배·알코올은 그냥 끊으면 되죠. 하지만 음식에 관한 한 우리는 살기 위해 뭐라도 계속 먹어야 한다는 게 문제입니다. 꿀꿀이는 이런 사실을 들먹이며 우리를 설득하려 할 겁니다. 그렇기에 좋은 식단계획이란 가능성을 제거하는 일에서부터 시작합니다.

일단 명명백백한 식단계획으로 무장하고 나면, 꿀꿀이가 내놓는 몇 안 되는 교활한 전략들이 금세 눈에 들어올 거예요. 과거에 얼마나 오랫동안 속아왔는지는 별 문제가 되지 않습니다. 그러므로 상당한 시간과 공을 들여 위의 네 가지 분류에 맞는 구체적인 음식과 행동방침을 정하고 끝까지 지키도록 노력해 보세요.

그럼, '절대 금지' 항목부터 설명하겠습니다. 절대 금지는 가장 간단하고 확실한 빨간불이에요. 절대 금지할 것 한 가지를 정한다는 건 우리가 먹어도 괜찮은 음식과 꿀꿀이죽 사이에 분명한 선을 긋는 것과 같아서 우리는 꿀꿀이의 꽥꽥 소리를 구별하는 법을 바로 터득할 수 있습니다. 절대 금지 항목을 하나만 정해도 여러분은 새로운 삶을 시작할 수 있어요.

"알았어, 알았어. 네가 정 그렇게 먹는 걸 좀 줄이고 싶다면, 우리하루하루 조금씩만 폭식을 안 하도록 노력해보면 어때? 그 정도면 나도 살 만할 것 같은데. 다른 건 뭘 해도 좋으니 제발 절대 안된다는 말만은 하지 말아줘!"

-당신 안의 꿀꿀이가

뭔가를 절대 하지 않는 방법

음식·알코올·마약·그 외의 향정신성 물질에 대해 말할 때, 미국 문화에서는 보통 절대 안 된다는 표현을 잘 쓰지 않아요. 참 유감스러운 일이 아닐 수 없어요. 꿀꿀이를 영원히 제압할 가장 강력한 단어인데 말이죠.

만약 우리가 뭔가를 절대 하지 않겠다고 말하지 않으면, 또는 특정 식습관을 반드시 버리겠다고 말하지 않으면 꿀꿀이는 자기가 이기는 건 시간문제라고 여깁니다. 만약 '폭식'은 자신의 식단계획과 모순되는 습관이라고 생각한다면 적어도 우리는 앞으로 두 번 다시는 폭식하지 않겠다고 말할 수 있어야 해요. 그러니까 먼저 참고 받아들일 만한 식단계획을 세심하게 고르고 정한 후에는 절대 깨지 말고 무조건 지켜야 한다는 뜻이죠!

생각해보면, 삶에서 그토록 큰 고통을 주던 일인데도 절대 금지라는 표현을 내켜하지 않는다는 건 매우 이상한 일입니다. 세상에는 사람들이 절대 하지 않으리라 기대하는 습관들이 무

네버 빈지 다이어트

척 많거든요. 다음의 항목들처럼 말이죠. 그런데 얻을 게 많은 식습관에 대해서는 절대 금지할 것을 하나 더 추가하는 일이 왜 그토록 어렵게 느껴질까요?

- 책임감 있는 사회 구성원이라면 살인·강간·절도를 절대 하지 않는다.
- 목숨이 위태로울 만큼 심한 알레르기가 있는 사람은 죽을 때까지 특정 물질을 멀리한다. 예를 들면, 견과류를 평생 전혀 먹지 못하는 사람도 있다.
- 공공장소에서 사람들은 절대 자신의 성욕을 그대로 드러내지 않는다.
- 기혼자가 데이트나 성생활을 할 수 있는 대상은 자신의 배우자로 한정한다. 심지어 이런 내용을 문서화한 법적 계약서, 즉 혼인 증명서를 작성하기도 한다.

사실, 우리는 일상을 살면서 절대 하지 말아야 할 것들을 많이도 배웠습니다.

- 뜨거운 난로나 전기 콘센트에는 절대 손을 대면 안 된다.
- 정치인에게 신체적으로 위해를 가하며 협박하면 절대 안 된다.
- 칼의 날카로운 부분을 손으로 잡아서는 절대 안 된다.

어떤 절대 금지 항목은 너무 뿌리가 깊어서 우리가 그런 행동을 배웠다는 사실조차 깨닫지 못할 때도 있습니다. 예를 들면 이런 것이죠.

- 다른 사람과 식사하는 자리에서 절대 방귀를 뀌면 안 된다.
- 모르는 사람을 붙잡고 키스를 해서는 안 된다.
- 학교에서 선생님 자리에 앉으면 절대 안 된다.
- 교회에서는 신발과 양말을 절대 벗으면 안 된다.
- 경찰관의 엉덩짝을 발로 차면 안 된다.

대부분의 아이는 열 살쯤 되면 이런 것들을 자연스럽게 배웁니다. 아이들이 할 수 있다면 우리도 할 수 있어요. 절대 금지 항목에 한 가지 더 추가하는 일은 식은 죽 먹기나 마찬가지니까요. 한순간의 쾌락을 아무리 여러 번 희생하더라도, 내 안의 꿀꿀이가 무슨 소리를 하더라도 신경 쓰지 마세요!

"이 남자가 우리한테 어떤 음식은 두 번 다시 절대 먹지 말라는데 너 진짜 계속 듣고만 있을 거야? 왜 이래, 넌 줏대도 없냐!!"

−당신 안의 꿀꿀이가

내 안의 꿀꿀이가 뭐라고 하든 여러분에게 명령할 사람은 아무도 없

어요. 사실, 그게 바로 요점입니다.

지금까지 우리는 마치 꿀꿀이의 노예라도 되는 것처럼 꿀꿀이가 시키는 대로 살았습니다. 이런 정보를 알고 나면, 이제 여러분도 꿀꿀이의 사악한 영향력에서 벗어나 자신의 계획을 영구히 지켜나갈 힘을 갖게 될 거예요. 식단계획에 절대 금지 항목을 하나만 넣어도 그 순간, 꿀꿀이는 우리에 갇힌 신세나 마찬가지입니다!

항상 지켜야 할 것

'항상 필요'는 '절대 금지'의 짝꿍입니다. 앞으로 항상 지킬 것들을 정하고 약속한 대로 지켜나가면 여러분은 꿀꿀이를 우리에 가두는 일에 훨씬 자신감을 갖게 될 겁니다.

맞아요, '항상 필요' 항목은 앞으로 사는 동안 매일 해야 할 것들입니다. '항상 해야 할 일' 목록에는 특정 식습관뿐만 아니라 일반적인 자기관리 항목도 포함되죠. 예를 들어, 어떤 사람은 아침에 일어나면 항상 물 한 잔을 마십니다. 저녁에 항상 샤워하는 사람도 있는데, 그러면 야식이나 간식을 먹지 않고 자는 데 도움이 되죠. 또한 매일 명상하고 운동하고 신선한 채소주스를 먹는 사람도 있고요. 점심을 먹기 전에 항상 사과 하나를 먹는 사람도 있을 테고요. 아니면 뭔가를 항상 하지 않을 수도 있습니다.

이 항목에 무엇을 넣든 간에 '항상 필요'와 '절대 금지'는 성스러운 맹세라는 점을 기억하세요. 이 맹세만큼은 꿀꿀이가 아무리 열심히 노력해도 절대 건드릴 수 없어야 합니다. 그렇게 해야 꿀꿀이가 예외를 허용하라고 꽥꽥거리면 그 뒤에 숨은 동기를 즉시 알아차릴 수 있으니까요.

하지만 꿀꿀이의 즐거운 식사시간을 방해할 의도로 우리가 뭔가를 계획했다는 걸 알면 꿀꿀이는 즉시 계획을 무산시키려고 무척 열심히 노력할 게 분명합니다. 그게 꿀꿀이가 하는 일이니까요. 여러분도 눈치 챘겠지만, 꿀꿀이는 소중한 먹거리가 사라지면 자기는 죽게 될 거라고 정말로 믿고 있습니다. 하지만 녀석의 꽥꽥 소리가 내 생각이 아님을 기억하는 한 우리는 꿀꿀이를 이길 수 있습니다.

예를 들어, 아침에 눈을 뜨면 항상 정제수 0.5리터를 마시기로 했다고 가정해봅시다. 항상! 이걸 규칙으로 정하자마자 내 안의 꿀꿀이는 이렇게 말할지도 모릅니다.

"항상이라고 말하면 안 되지! 어떻게 알아? 어떤 날은 아침에 일어나서 잊어버릴 수도 있고, 그냥 마시고 싶지 않을 수도 있잖아. 또 어떤 날은 단순히 시간이 없을 수도 있고. 그럼 어리석은 맹세는 다 깨지는 거라고. 계속 지킬 가능성도 희박한데, 이런 말도 안 되는 규칙을 정하는 게 뭐가 중요해? 우리 뭐 좀 먹으러 나가자.

그게 좋겠어!"

꿀꿀이를 이기려면, 이런 꽥꽥 소리는 바로 묵살해야 합니다. 꿀꿀이와 논쟁하지 마세요. 논리로 설득하려는 생각도 아예 버리세요. 그럴 필요도 없는 것이, 꿀꿀이는 우리의 동의 없이는 아무것도 할 수 없습니다. 만약 꿀꿀이가 자체적으로 행동할 수 있었다면 물어보지도 않고 바로 실행에 옮겼겠죠. 어쨌든 꿀꿀이가 계속 얘기한다는 사실이 녀석에게는 힘이 없다는 증거입니다. 꿀꿀이의 희망은 거짓말로 우리를 설득하는 방법뿐이에요. 그리고 우리가 할 일은 오로지 녀석을 무시하는 것이고요.

그럼에도 불구하고 꿀꿀이가 하는 말의 요점을 하나하나 반박해보도록 하겠습니다. 이렇게 하는 이유는 녀석의 주장이 얼마나 터무니없는 소리인지 보여주기 위해서예요.

"'항상'이라는 단어는 쓰면 안 돼. 앞으로 항상 무얼 하게 될지는 아무도 모르는 거야!" 이 말은 우리 눈을 가리려는 꿀꿀이의 수작입니다. 꿀꿀이는 "뭔가를 항상 할 수는 없어!"라고 말해요. 얼마나 부정적이고 자신감을 무너뜨리는 말인가요.

어린아이에게 이렇게 말할 사람이 있을까요? "애야, 내 말 들어. 매일 잊지 않고 네 힘으로 이를 닦고 신발 끈을 묶고 옷을 입는 건 힘들어. 그렇게 하겠다는 생각은 잊어버려. 그냥 포기해. 그리고 너는 도움이 필요한 어린 꼬마라는 사실을 받아들이는 게 나아. 형들이야 뭘 하든 상관 말고." 이렇게 말할 사람은 당연히 없겠죠! 그렇다면 왜 꿀꿀이에게는 그런 말을 하도록 내버려두나요? 사실 우리가 항상 하는 일은 정말 많습니다. 보세요.

- 알람을 끈다.
- 침대에서 일어난다.
- 화장실에서 오줌을 눈다.
- 이를 닦는다. 등등
- 항상 하는 일은 얼마든지 더 추가할 수 있어요!

계속해보겠습니다.

"너, 아침에 일어나 물 마시기로 한 걸 깜빡 잊게 될 거야. 그럼 우스꽝스러운 맹세는 깨지고 마는 거지." 이 말처럼 꿀꿀이는 우리가 한 맹세를 잊기를 바랍니다. 하지만 맹세는 본래 기억하기 위해 하는 행위죠. 어느 쪽이 더 건설적인 사고일까요? 우리 삶을 향상시킬 가능성이 큰 것은 어느 쪽일까요? 대답은 명백합니다. 인간으로서 우리는 기억할 능력이 충분한데도 왜 잊을 걱정부터 하나요? 인간은 잊지 않습니다. 꿀꿀이가 잊습니다!

뭔가를 항상 해내는 능력에 대해 의심이 생겼다면, 그건 우리가 맹세를 어기길 바라는 꿀꿀이의 욕망이 100퍼센트 투영된 결과입니다. 의심 때문에 우리가 자신감, 자존감, 건강을 잃고 사랑하는 사람과 관계가 틀어져도 꿀꿀이는 신경 쓰지 않아요. 녀석은 자신의 식사시간을 방해하는 체제는 무조건 파괴하려고 드는 테러리스트입니다. 그리고 그 대가는 우리의 목표와 꿈이 될 거고요. 꿀꿀이는 우리가 가진 더 높은 목표를 무시하고 깔봅니다. 그러니 보답으로 우리가 꿀꿀이에게 돌려줄 건 멸시와 경멸뿐이죠.

진실은, 매일매일 해야 할 일은 많지만 우리는 그것들을 완벽하게 잘 기억한다는 것입니다. 예를 들면, 아이들을 돌보는 일 같은 거죠.

"미안해, 사라야. 내가 오늘은 먹을 걸 아무것도 준비하지 못했어. 그리고 오늘 밤은 꼴딱 새워야 할 거야. 왜냐하면 널 침대로 데려가는 걸 깜빡했거든."

－당신 안의 꿀꿀이가 어린아이를 돌볼 때 벌어질 일

또한 우리는 매일 집까지 차를 운전하고 안전한 장소에 주차합니다. 심지어 잔디밭이나 이웃집 정원에 주차하는 게 더 편하다고 해도 그렇게 하지는 않죠. 또 하루를 살아가기에 충분한 양의 음식을 먹고 마십니다. 그리고 매일 밤 적어도 자기 분수에 맞는, 안전하고 편안한 장소로 가 잠을 잡니다. 텐트나 침낭도 없이 앞마당에 그대로 드러눕지는 않죠.

"규칙을 정하는 건 다 바보 같은 짓이야. 하나도 안 중요해. 어차피 계속 지키지도 못할 거잖아."

–당신 안의 꿀꿀이가

보셨죠? 긍정적이고 건강하게 변하려는 단순한 노력조차 깎아내려고 안간힘을 쓰는 꿀꿀이를요. 꿀꿀이는 우리가 탈수증으로 죽어도 신경 쓰지 않습니다. 꿀꿀이는 우리의 자신감과 충동조절 능력을 빼앗으려고 해요. 그렇게 하지 않으면 꿀꿀이 죽을 영원히 못 먹게 될지도 모르니까요. 어떻습니까? 꿀꿀이를 절대 진지하게 받아들여주면 안 된다는 사실이 너무 분명해지지 않나요?

"너, 내가 그냥 배불리 먹게 내버려두는 편이 좋을걸!"

–당신 안의 꿀꿀이가

마침내 꿀꿀이가 진짜 본성을 드러냈군요. 처음부터 꿀꿀이가 원한 건 오로지 폭식, 즉 무작정 먹어대는 일이었어요.

매일 아침 정제수 0.5리터를 꼭 마시겠다던 계획을 혹시라도 못 지켰다고 가정해봅시다. 그렇다고 당장 밖으로 나가 과자 서너 봉지, 도넛 한 상자, 초코바 한 뭉텅이를 사서 한 번에 모조리 먹어치우는 게 당연한 일일까요? 물론 아니죠. 어느 날 아침 양치하는 걸 깜빡했다고 망치를 들고 치아를 모조리 때려 부숴야 하나요? 말도 안 되는 소리입니다.

꿀꿀이가 꽥꽥거리는 소리는 얼핏 이성적인 말처럼 들릴지도 모르지만, 절대 그렇지 않습니다. (절대, 절대, 절대, 절대, 절대 아니라고요!)

꿀꿀이는 우리의 생존 본능 가운데 취약점을 이용하기 때문에 처음에는 마음이 끌릴지도 모릅니다. 하지만 꽥꽥 소리를 꼼꼼히 분석해보면 전혀 말도 안 되는 소리가 대부분입니다. 꿀꿀이의 꽥꽥 소리는 듣자마자 그냥 무시해버리세요. 그걸로 끝. 더는 얘기할 가치도 없습니다.

무제한 허용해야 할 것

어떤 사람은 걱정 없이 무한정으로 먹거나 마실 수 있는 음식을 목록으로 적어두면 도움이 된다고 말합니다. 또 어떤 사람은 제한할 음식이나 식습관 목록에 특별히 기재되지 않은 것은 모두 '무제한 허용'으로 분류하기도 하고요.

무제한 허용 항목에는 주로 건강을 위해 '다들 찾는' 음식, 그래서 기분 좋게 먹을 수 있는 음식이 들어 있습니다. 예를 들어, 푸른 잎 채소·배춧과 채소·녹차·콩류·베리류·깨끗한 물 등은 아무리 실컷 먹어도 별 거부감이 들지 않죠.

여러분 중에는 모든 음식을 절대 금지나 조건부 허용 항목에 넣는 편이 더 안전하다고 느끼는 사람도 있을 겁니다. 그래서 무제한 허용할 항목에는 어떤 것도 넣지 않는 편을 선호할지도 모르겠고요. 결정은 전적으로 여러분에게 달렸습니다!

하지만 무제한 허용할 항목을 다룰 때, 꿀꿀이가 잘 쓰는 사기 수법이 있으니 조심해야 합니다.

> "우리 이번 딱 한 번만 규칙 어기고 그냥 먹으면 안 될까? 안 그러면 당장 굶어 죽겠어!"
>
> ─당신 안의 꿀꿀이가

무제한 허용할 항목을 어떤 식으로 구성했는지 상관없이 우리가 반드시 확인해야 할 것이 하나 있습니다. 그것은 전반적인 식단계획에서 뭔가를 원하는 대로 하거나 바꿀 수 있도록 여지를 남겨두어야 한다는 것입니다. 배가 고프지 않게 충분히 뭔가를 먹어야 하는데, 그렇지 않으면 꿀꿀이의 꽥꽥 소리는 점점 더 유혹적으로 들리게 됩니다. 꿀꿀이의 목소리가 들리는 즉시 무시할 수 있어야 하는데 말이죠.

인류는 간헐적으로 찾아오는 기근의 시대를 거치며 진화했습니다. 우리 몸은 먹지 않고도 오랜 시간을 버틸 수 있도록 설정되어 있다는 뜻이죠. 일반적인 건강 상태라면 음식을 전혀 먹지 않아도 최소 몇 주는 살 수 있습니다. 그렇다면 한 끼 굶었다고 우리가 죽을 가능성은? 거의 없습니다!

다시 말해, 음식을 배불리 먹어두어야 할 이유는 전혀 없습니다. 식단계획에 예외를 만들지 않아 꿀꿀이가 굶어 죽겠다고 말할 때는 우리를 걱정해서 그런 게 아닙니다. 꿀꿀이의 목적은 우리 몸을 건강하게 하는 게 아니라 식단조절 계획을 망쳐서 흥청망청 먹으며 막 나가려는 속셈인 것이죠. 꿀꿀이를 우리에 가두고 그 안에서 꼼짝 못 하게 하세요!

조건에 따라 허용할 것

특정한 상황과 시간대, 또는 특정한 행동을 할 때만 필요한 음식 또는 음료가 있습니다. 어떤 사람은 정해진 날짜에 어느 정도 강도 높은 운동을 한 후에는 스포츠음료를 마셔도 괜찮다고 생각할 수 있습니다. 또 어떤 사람은 일주일에 두 번 이상은 안 되지만, 친구들과 외식을 할 때만큼은 평소와 다른 특별한 음식을 먹겠다고 정할 수도 있고요. 토요일에만 초콜릿을 먹는다는 식의 규칙을 정할 수도 있습니다. 아이들을 데리고 메이저리그 야구경기를 보러 갔을 때만 프레첼을 먹을 수도 있고요.

'조건부 허용' 항목의 핵심은 특정 음식과 음료, 식습관을 제한하지 않고 내버려두었을 때나 특정 상황에서 자칫 문제를 일으킬 수도 있다는 사실을 스스로 인지하는 것입니다.

조건과 제한의 범위는 오로지 각자의 상상력과 경험으로 정해야 합니다. 저는 위에서 언급한 사례가 좋다 나쁘다 평가하지 않습니다. 하지만 주의할 것이 하나 있는데, 조건부 허용의 내용을 너무 복잡하게 만드는 것만은 피해야 해요. 배가 고플 때는 복잡한 규칙을 기억하기가 힘들기 때문이죠.

가능한 간단한 단어 또는 문장으로 표현할 수 있을 때까지 조건을 여러 번 검토하십시오.

규칙은 간단할수록, 명확할수록 효과가 큽니다. 어떤 사람은 조건을 한두 문장으로 만드는가 하면, 또 어떤 사람은 A4 한 장 분량으로 만들기도 합니다. 조건부 허용에는 음식을 아예 넣지 않는 사람도 있을 테고요.

중요한 건 연습 과정을 거치면서 굳이 포기하지 않아도 될 음식과 음료, 식습관은 무엇인지, 어느 정도 조절해야 하는 것은 무엇인지 계속 생각해보는 일입니다. 또한 각각의 조건과 그에 대해 분명한 이유를 적어 내려가다 보면, 꿀꿀이의 꽥꽥 소리가 슬쩍 끼어들 가능성도 훨씬 줄어듭니다.

마지막으로 유독 특정 음식과 음료, 식습관에 관해서는 적절한 조건을 찾아내기가 어렵고, 그런 일이 반복적으로 일어난

네버 빈지 다이어트

다면 그런 종류는 그냥 '절대 금지' 항목에 넣는 편이 좋습니다 (수년간 지속된 고통스러운 투쟁에서 여러분을 구해줄 얘기이므로 이 말은 여러 번 읽어 마음에 되새기도록 하세요).

절대 금지·항상 필요·무제한 허용·조건부 허용 항목에 대해 다 설명했습니다. 아주 간단하죠? 위 네 가지 항목에 따라 음식과 음료, 식습관을 분류하여 개별 맞춤식 규칙을 만들고 지켜나가기만 하면 됩니다.

자, 이제 식단계획의 초안을 만들어볼까요? 아니면 절대 다수는 아니라고 해도 꽤 많은 사람이 그랬던 것처럼 식습관 중 가장 큰 문제점 한 가지나 과식을 유도하는 촉매제 격의 음식 한 가지에만 집중해서 원 푸드 규칙을 정하고 시작해보는 건 어떨까요? 하지만 식단계획을 마무리 짓기 전에, 이미 들었을 꿀꿀이의 꽥꽥 소리에서 가장 폭력적인 면이 무엇인지 여러분도 알았으면 좋겠군요. 꿀꿀이가 내는 소리가 무엇인지 구별하는 법을 알았다면 여러분도 이미 들었을 가능성이 큽니다.

꿀꿀이는 명명백백한 식단계획이라는 생각 자체를 절대적으로 싫어합니다. 계획이란 자유를 제한하는 것이라고 녀석은 생각하죠. 하지만 사실은 정반대입니다. 위대한 재즈 연주가가 천재적인 창의성을 자유롭게 표현하기 위해 수년간 음계를 연습하듯, 우리도 진정 음식을 즐기고 인생의 모든 자유를 누리려면 음식과 관련한 체계가 필요합니다.

자유로워야 할 주체는 누구일까요? 우리일까요, 꿀꿀이일까요?

중요한 것은 '우리에게 선택의 자유가 있는가, 아니면 식단이라는 계획의 노예가 될 것인가'가 아닙니다. 정말 중요한 것은 '꿀꿀이의 충동과 요구에 따라 노예처럼 사는 삶을 선택할 것인가, 아니면 짐승을 우리에 가두고 인간적인 자유를 행사할 것인가'입니다.

게다가 식단계획이라면 종이에 적고 안 적고를 떠나 이미 다들 가진 것이나 마찬가지죠. 무엇을 절대, 항상, 가끔, 조건에 따라 먹을지 안 먹을지 결정하지 않고 하루를 사는 건 불가능하니까요. 문제는 대부분의 사람이 이런 결정을 **무의식적으로** 하고 있다는 것입니다.

예를 들어, 누구라도 어떤 지점에서는 건강과는 거리가 먼 지점이라 할지라도 **항상** 과식을 멈춥니다. 피자를 다섯 조각이 아니라 한 판을 다 먹은 사람이 있다고 칩시다. 그래도 그 사람은 피자가 담긴 상자까지는 먹지 않았을 거예요. 또한 누구에게나 가장 아끼는 특별 간식이 있고, 그걸 **항상** 먹습니다. 적당한 다른 음식과 곁들이기도 하며 적정량을 소비하죠. 그리고 맛, 편의성, 건강을 생각해 다들 먹지 않으려는 음식도 있고요.

여러분은 이미 식단계획을 갖고 실행 중이기 때문에 나는 여러분에게 주도권을 쥐라고 제안하는 것뿐입니다. 여러분의 지성을 총동원해서 식단을 생각하고 평가하세요. 제발 좀 적고 기록하란 말입니다!

★ 경고 ★

식단을 계획할 때 제한사항을 너무 많이 두지 마세요.

식단계획을 명확하게 적어놓고 집중하고 깨지 말 것을 강조했더니 어떤 사람은 이를 혼동해서 일종의 제약처럼 생각하더군요. 하지만 지나친 제약은 자칫 폭식증이나 거식증 같은 식이 장애를 일으킬 수 있으며, 그런 부작용은 저의 의도와는 완전히 거리가 멉니다.

제한된 식이 때문에 문제가 생기는 경우는 두 가지인데, 식단계획을 짜기 전에 미리 고려해보는 것도 좋을 듯합니다.

첫 번째 문제는 지속해서 배고픔을 느낄 만큼 섭취하는 열량을 제한할 때 생깁니다. 사람이 계속 배가 고프면, 꿀꿀이의 꽥꽥 소리에 점점 더 힘이 실리게 됩니다. 그러다 결국 완전히 자제력을 잃고 폭식하게 되는 경우가 많죠. 칼로리 섭취량을 심하게 제한하지 말라고 강력하게 충고하는 것은 그 때문이에요. 우선은 지키기 쉬운 규칙으로 가볍게 시작하는 것이 좋습니다. 간단한 규칙만으로도 폭식과 과식 습관을 없앨 수 있습니다. 꿀꿀이를 다루는 능력에 자신이 생기면, 그다음으로 칼로리 섭취를 줄여 '살도 뺄' 수 있고요. 다시 한번 강조하지만,

식이조절에도 중용이 필요합니다.

두 번째 문제는 과거 폭식증이나 거식증 같은 식이 장애를 진단받은 사람에게 해당됩니다. 여러 사람이 함께 먹는 자리를 피하기 위한 수단으로 제한된 식이를 사용했던 사람, 또는 영양 면에서 매우 중요한 특정 음식을 먹지 않으려고 했던 사람도 주의해야 합니다. 만약 식이 장애 진단을 받은 적이 있거나 칼로리 섭취량을 급격하게 줄이기 위해 안전한 수준을 넘어서는 정도까지 제한된 식이를 시도했던 사람이라면 식단규칙을 정할 때 매우 신중해야 합니다. 그렇다고 '네버 빈지 어게인' 비법을 사용할 수 없다는 건 아닙니다. 결국 누구라도 식단계획은 필요하기 때문이죠. 하지만 앞에서 언급한 경우의 사람들은 반드시 심리학자, 정신과 의사, 그리고 영양사와 상담을 통해 규칙을 정하기를 권해드립니다. 그래야 과거에 그랬던 것처럼 음식규칙을 남용하는 함정에 빠지지 않을 테니까요.

하지만 건강한 식단을 계획하고 실행하여 자기 몸에 필요한 충분한 칼로리와 영양을 섭취할 자신이 있다면(과연 흔들리지 않고 지킬 수 있는지가 정말 걱정될 뿐이라면) 부디 계속 진행하시길 바랍니다!

지금까지 저는 의도적으로 특정 식단은 추천하지 않았습니다. 또한 식이 전문가 또는 영양학 전문가의 시각에서 비법을 설명하지도 않았고요. 왜냐하면 제가 무얼 먹으면 좋겠다고 힌

트라도 주는 순간, 꿀꿀이는 분명 이렇게 꽥꽥댈 것이 분명하기 때문입니다. "우린 절대로 저렇게 못 먹어! 이쯤에서 당장 멈추는 게 좋을걸."

보다시피 꿀꿀이는 식단 문제를 거대한 영양학적 논의로 끌어가고 싶어합니다. 이상적인 다이어트 방법에 대해서는 여전히 논쟁의 여지가 많기 때문이죠. 그리고 사람들이 이런 논쟁에 열중하다 보면 정작 중요한 핵심은 놓치게 될 거라는 걸 꿀꿀이는 알고 있습니다. 우리가 진짜 열중해야 할 것은 바로 **직접** 고안해낸 방식으로 *자신에 맞는* 식단계획을 세우고 영구적으로 지키는 일인데 말이죠.

하지만 이제 우리는 꿀꿀이의 전략을 알았으니, 쉽게 당하지만은 않을 겁니다.

개인별 맞춤형 식단계획을 위한 초보자용 무료 템플릿

개인적으로 가장 건강하다고 믿는 식이요법이 무엇이든 일단은 출발이 좋아야 합니다! 실패에 대한 두려움, 귀찮고 번거로운 일이라는 편견만 버리면 됩니다. 이제, 믿거나 말거나 여기까지 책을 읽었다면 사실 여러분은 우리 안의 꿀꿀이를 영원히 물리칠 정보를 충분히 얻은 셈입니다. 핵심적인 이야기를 더 나눈 후에 이 장의 끝부분에서 개인과 목적에 맞는 식단계획표의 예들을 보여드리겠습니다.

- 꿀꿀이는 내가 아닙니다. 동물의 모양을 한 개념상의 존재죠. 꿀꿀이는 우리의 생존 본능을 엉뚱한 방향으로 몰아가 각자가 가장 중요하게 생각하는 가치와 식습관이 서로 부응하지 못하게 만들고, 어떤 일을 계획하고 실천하려던 마음도 자꾸 바뀌게 합니다. 불행하게도 해부학적 구조 때문에 우리는 평생 꿀꿀이라는 존재를 머릿속에 두고 함께 살 수밖에 없어요. 하지만 자신을 정의할 때 이 존재를 이성적으로 분리할지, 감정적으로 분리할지 여부를 선택할 수는 있습니다. 그렇게 하면 우리는 맹렬하게 몰려오는 파괴적인 충동과 '예전부터 우리는 나약했다'는 바보 같은 생각에서 벗어날 수 있습니다. 현명한 판단을 거스르는 행동을 그만둘 수 있고, 지속적인 방해 공작에 휘둘리지 않으면서 꿈과 목표를 좇을 수 있어요. 우리는 꿀꿀이를 우리에 가두고 완전히 무시하면서 꼼짝 못 하게 만들 겁니다. 제가 오랫동안 고통을 겪으며 깨달은 것은 우리가 아무것도 하지 않으면 꿀꿀이가 우리를 지배하게 된다는 사실입니다.

- 꿀꿀이를 통제하려면 우리는 100퍼센트 책임감을 가지고 모호하지 않은 자기만의 식단계획을 짜야 합니다. 다양한 전문가나 관련 서적에서 아이디어를 얻을 수 있지만, 여러분이 계획을 착실히 따르고 있는지 따라다니며 확인할 사람은 없어요. 심지어 잘 알려진 다이어트 전문가라 해도 마찬가지고요. 또한 계획을 실행했을 때 몸이 어떻게 반응할지도 모르기 때문에 책임은 오

로지 자신에게 있습니다. 초보자를 위한 무료 템플릿은 웹사이트에서 다운받을 수 있어요.

○ 식단을 계획할 때는 100퍼센트 명료하게 작성해야 어떤 음식을 먹어도 되는지 안 되는지 확실하게 구분할 수 있습니다.

○ 식단계획에 어긋나는 음식이라면 한 입만 먹어도 폭식에 해당합니다.

○ 여러분은 두 번 다시 폭식하지 않을 겁니다.

○ 꿀꿀이의 꽥꽥 소리(내 안에 사는 뚱뚱보의 목소리)는 언젠가는 다시 폭식할 가능성이 있다며 실패의 여지를 남겨놓으려 합니다. 하지만 진짜 나(내 안의 날씬쟁이)는 절대 그런 생각을 할 리 없기 때문에 (그리고 내 머릿속에는 나와 꿀꿀이 둘밖에 없기 때문에) 폭식하게 될지도 모른다는 생각이 조금이라도 든다면 그것은 꿀꿀이의 목소리가 틀림없습니다.

○ 우리의 식단계획에 0.00001퍼센트만 어긋나도 그 음식은 꿀꿀이죽입니다. 꿀꿀이죽을 아주 조금만 먹어도 그 행위는 폭식과 동일하고요.

○ 꿀꿀이죽이 있는 곳은 꿀꿀이의 여물통입니다. 여물통에서는 절대 외식하지 마세요. 그래야 꿀꿀이죽을 다시 먹게 되지 않습니다.

○ 이제부터 꿀꿀이가 꿀꿀이죽을 달라고 꽥꽥거리면 그냥 무시해버리세요. 꿀꿀이죽은 꿀꿀이가 먹는 음식인데, 우리는 꿀꿀

이가 아니니까요. 이런 생각에 대해 꿀꿀이와 논쟁을 벌일 이유가 전혀 없습니다.

◦ 이런 방법으로 여러분은 꿀꿀이를 영원히 입 다물게 할 수 있습니다.

꿀꿀이를 정복하기 위해 알아야 할 내용이 위에 모두 적혀있지만, 꿀꿀이 역시 가능한 모든 방식으로 어떻게든 우리를 통해 꽥꽥 소리가 새어나가게 하려고 열심히 작업할 겁니다. 그러므로 꿀꿀이를 지배하기로 마음먹은 이상 그동안 들었을 법한 가장 매력적인 꽥꽥 소리 일부를 복습해보도록 하겠습니다. 예를 들면, 꿀꿀이는 이미 이런 말을 하고 있을지도 모르겠군요.

"책에서 그러는데, 내가 지닌 최고 기술을 모두 알기 전까지 너는 약하대. 그래서 유혹에 쉽게 넘어갈 거래. 그 말은 이 책을 다 읽기 전까지는 그냥 실컷 먹어도 된다는 소리잖아! 서두르지 말고 천천히 읽어. 먹는 건 너무 좋으니까!!! 신난다!!!"

−당신 안의 꿀꿀이가

보셨죠? 꿀꿀이는 진짜 어쩔 수 없습니다.

군인은 전쟁포로로 잡힐 때를 대비해 적들이 사용하는 세뇌 기법을 미리 경험하는 방식으로 정신교육을 받습니다. 이와 거의 비슷한 방법으로 우리는 우리보다 먼저 자기 안의 꿀꿀이를 물리친 사람들의 축적된 지혜를 통해 도움을 얻게 될 거예요.

이런 논리로 (꿀꿀이가 논리에 맞게 꽥꽥댄 적도 없긴 하지만) 우리는 계속 책을 진행해나가면서 꿀꿀이의 가장 교활한 꽥꽥 소리를 다루고 쫓아버리는 방법을 연구할 것입니다. 녀석의 어리석은 여러 가지 속임수를 예견할 수 있도록 제가 여러분을 도와드리겠습니다.

놀랄 일도 아니지만, 우리가 식단계획에 대해 성스러운 맹세를 하면 꿀꿀이의 첫마디는 아마도 이런 내용이 아닐까 싶군요. "너 지금 되게 바보같이 굴고 있어. 조만간 엄청난 식욕이 몰려올 텐데, 그땐 어떻게 하려고 그래?"

다음은 개인별 또는 목적별로 네 가지 기준의 식습관 규칙을 예시로 적어본 것입니다. 단, 이것은 참고용일 뿐 여러분은 각자의 상황에 맞는 식습관 규칙을 정해보세요.

한 가지 음식이 문제를 일으키는 예(초콜릿)

주로 문제를 일으키는 음식 한 가지를 조절하는 규칙을 만들어 식단계획을 세울 수도 있습니다. 여기서는 초콜릿을 예로 들었어요.

절대 금지	항상 필요	무제한 허용	조건부 허용
죽기 전까지 절대 다시는 가까이하고 싶지 않은 음식과 음료, 식습관은 무엇인가?	항상 먹어야 할 음식과 음료는 무엇이며, 반드시 유지해야 할 식습관은 무엇인가?	제한 없이 먹고 마실 수 있는 음식과 음료는 무엇이며, 자유롭게 허용할 식습관은 무엇인가?	정해놓은 시간대에 정해놓은 양을 섭취할 수 있는 음식과 음료는 무엇이며, 그때 가능한 식습관은 무엇인가? 또는 특정 상황에서 제한할 것은 무엇인가?
		문제가 되는 음식 외의 다른 음식의 종류와 먹는 방법에는 제한을 두지 않는다.	소중한 사람이 특별히 초콜릿을 선물해준 경우 외에는 초콜릿을 절대 먹지 않는다. 그리고 어떤 경우에도 한 달에 한 번 이상은 먹지 않는다.

설탕과 밀가루 중독

정제설탕과 밀가루를 끊지 못해 고생하는 사람 중에는 그런 식재료를 완전히 배제한 식단을 계획하면 오히려 지키기가 쉽다고 말하는 사람이 많습니다. 이때 알코올 또한 '절대 금지' 항목에 넣으면 (아래에는 넣지 않았지만) 더 좋은 효과를 볼 수 있고, 한 단계 나아가 인공 감미료를 아예 섭취하지 않을 수도 있습니다. 영양학적으로 볼 때 정제설탕·밀가루·알코올 등은 몸에 전혀 필요하지 않은 것들입니다.

절대 금지	항상 필요	무제한 허용	조건부 허용
죽기 전까지 절대 다시는 가까이하고 싶지 않은 음식과 음료, 식습관은 무엇인가?	항상 먹어야 할 음식과 음료는 무엇이며, 반드시 유지해야 할 식습관은 무엇인가?	제한 없이 먹고 마실 수 있는 음식과 음료는 무엇이며, 자유롭게 허용할 식습관은 무엇인가?	정해놓은 시간대에 정해놓은 양을 섭취할 수 있는 음식과 음료는 무엇이며, 그때 가능한 식습관은 무엇인가? 또는 특정 상황에서 제한할 것은 무엇인가?
과일과 스테비아 같은 천연 감미료를 제외한 단 음식은 어떤 것도 먹지 않는다. 밀가루로 만든 것도 절대 먹지 않는다.	적어도 하루 한 끼 이상은 무조건 잎채소를 먹는다.	물, 허브티, 칼로리가 거의 없는 커피는 마시고 싶은 만큼 마신다.	(나 자신보다 더) 사랑하는 누군가와 함께 외식할 때는 술을 마셔도 되지만, 일주일에 네 잔 이상 은 마시지 않는다.

자연식품 선호자

어떤 사람들은 '순수한' 먹거리에 집중하는 최소한의 규칙만으로 최대의 효과를 얻기도 합니다.

절대 금지	항상 필요	무제한 허용	조건부 허용
죽기 전까지 절대 다시는 가까이하고 싶지 않은 음식과 음료, 식습관은 무엇인가?	항상 먹어야 할 음식과 음료는 무엇이며, 반드시 유지해야 할 식습관은 무엇인가?	제한 없이 먹고 마실 수 있는 음식과 음료는 무엇이며, 자유롭게 허용할 식습관은 무엇인가?	정해놓은 시간대에 정해놓은 양을 섭취할 수 있는 음식과 음료는 무엇이며, 그때 가능한 식습관은 무엇인가? 또는 특정 상황에서 제한할 것은 무엇인가?
가공식품은 절대 먹지 않는다. 비유기농 동물성 식품은 절대 먹지 않는다.		식물성 자연식품은 언제든 먹고 싶은 만큼 실컷 먹는다.	

건강식품 애호가 (매우 엄격)

절대 금지	항상 필요	무제한 허용	조건부 허용
죽기 전까지 절대 다시는 가까이하고 싶지 않은 음식과 음료, 식습관은 무엇인가?	항상 먹어야 할 음식과 음료는 무엇이며, 반드시 유지해야 할 식습관은 무엇인가?	제한 없이 먹고 마실 수 있는 음식과 음료는 무엇이며, 자유롭게 허용할 식습관은 무엇인가?	정해놓은 시간대에 정해놓은 양을 섭취할 수 있는 음식과 음료는 무엇이며, 그때 가능한 식습관은 무엇인가? 또는 특정 상황에서 제한할 것은 무엇인가?
땅에서 자라지 않은 것은 절대 먹지 않는다. 단 음식·곡물류·밀가루·기름·알코올은 절대 먹지 않는다(단 음식이란 과일, 베리류, 스테비아를 제외한 단맛이 나는 모든 것을 말한다). 소금 또는 나트륨이 첨가된 음식은 먹지 않는다. (나트륨이 첨가된 모든 음식, 음료, 소스 포함)	식단은 100퍼센트 과일·채소·씨앗류·너트류·향신료·콩류·영양제로만 구성한다.	앞의 조건들이 모두 충족된 경우, 채소·과일·향신료·콩류는 언제든 원하는 만큼 먹는다. 칼로리에도 제한을 두지 않는다.	너트류나 씨앗류는 하루 85그램 이상 먹지 않는다.

네버 빈지 다이어트

식탐을 물리치는 비결

여러분이 꼭 알아야 할 것이 있습니다.

엄청난 식탐을 가진 건 꿀꿀이지, 우리 자신이 아닙니다! 그러므로 뭔가 먹고 싶은 마음이 몰려온다고 생각되면 이렇게 말하세요. *"꿀꿀이죽이라면 이제 두 번 다시 먹지 않겠어!"* 그리고 떨치고 일어나세요. 좀 더 가치 있고, 몸과 마음을 건강하게 가꿀 수 있는 일에 우리의 시간과 에너지를 투자하자는 말입니다.

식탐을 조절하기 위해 해야 할 일이 이게 전부라고 한다면, 믿기 어렵겠죠? 하지만 정말이에요. 사실, 꿀꿀이의 정체가 밝혀진 순간부터 결론은 이미 정해진 것이나 다름없습니다.

식탐을 물리치는 3단계

1. **기억하세요:** 꿀꿀이죽, 한마디로 잘 짜인 식단계획에서 조금이라도 벗어나는 음식은 극소량만 먹어도 폭식입니다.

2. **떠올리세요:** 어쩌면 다시 폭식하게 될지도 모른다며 여지를 남기려는 생각과 감정은 모조리 꿀꿀이의 꽥꽥 소리입니다. 식탐을 느끼는 것은 꿀꿀이지 우리가 아니라고요. 식탐은 모조리 꿀꿀이의 꽥꽥 소리예요.

3. **반복해서 말하세요:** 조용하지만 당당하게 자신에게 말하세요.* "꿀꿀이죽은 이제 두 번 다시 먹지 않을 거야!" 그 말 다음에 이런 말을 덧붙여도 좋습니다. "죽는 순간까지 식단계획은 100퍼센트 철저하게 지키겠어." 꿀꿀이의 꽥꽥 소리는 무시하고 하던 일을 마저 합니다.

식탐을 물리치기 위해 할 일은 이게 다입니다. 좀 더 간단하게

---

* **중요:** 식단계획은 매우 내밀하고도 개인적인 영역에 속합니다. 그렇기 때문에 당사자가 먼저 자신의 식단계획에 대해 함께 의논하고 싶다고 청하기 전까지는 다른 사람의 식단계획에 관해 절대 상관하지 마시기 바랍니다. 누군가에게 "당신 지금 꿀꿀이죽을 먹고 있네요"라고 말해보세요. 아무리 좋은 관계도 완전히 돌아서게 될걸요? 어떤 꿀꿀이죽을 먹을지, 어떤 인간다운 음식을 먹을지는 각자가 결정할 문제입니다. 사실 내 안의 뚱뚱보(꿀꿀이)와 내 안의 날씬쟁이를 서로 갈라놓을지 말지를 결정하는 것도 결국은 각자의 몫이고요. 여러분은 다른 사람이 꿀꿀이죽에 대해 어떤 정의를 내리는지 알 길이 없는 셈이죠! 타인의 꿀꿀이를 대하는 법에 관해서는 뒤에서 더 자세히 다뤄보도록 하겠습니다.

"저거 꿀꿀이죽이잖아. 난 꿀꿀이죽은 절대 안 먹어!"라고 말해도 좋고요. 위에 소개한 3단계 내용을 종이에 인쇄해서 가지고 다니는 방법도 괜찮습니다. 아, 잠깐… 여러분 안의 꿀꿀이가 엄청 흥분된 목소리로 떠드는 소리가 들리는군요.

"글렌 말이, 식탐을 물리치는 3단계 방법을 인쇄해서 가지고 다니래. 그럼, 3단계 내용을 잊어버리면 (네가 잊어버릴 거라는 거 너도 알지?) 기억날 때까지는 그냥 먹어도 된다는 소리잖아. 우, 맛있겠다!!!"
— 당신 안의 꿀꿀이가

이런 꿀꿀이 같으니라고! 한 가지만 기억하면 여러분은 무사합니다.
여러분은 두 번 다시 꿀꿀이죽을 먹지 않을 겁니다!
식탐이란 꿀꿀이죽을 먹고 싶은 욕망에 지나지 않으며, 여기에 예외는 없어요. 그러니 식탐이 생기면 그냥 무시하고 하던 일이나 계속하세요.

더 간단하게 말해볼까요? 확실히 폭식하지 않기 위해 여러분이 해야 할 유일한 한 가지는 '폭식을 안 하는 것!'입니다. 정말 간단하죠? 그래도 여전히 세 단계를 적어 가지고 다니니 훨씬 마음이 편하더라고 얘기하는 사람이 꽤 있더군요. 왜 그런지는 설명할 필요도 없겠죠?

또 이렇게 말하는 사람도 있더군요. 식탐이 뭔지 이해했고 제 말에 동의도 하지만, 그래도 식욕을 참기가 너무 힘들고 고통스럽다고요. 이런 사람은 본인이 꿀꿀이에게 설득당했다는 사실을 아직도 깨닫지 못한 것입니다. 꿀꿀이가 정신 나간 주장을 또 하고 있네요.

"글렌이 말한 대로 하면 마음이 항상 편안해야 할 텐데, 넌 지금 아니잖아? 이것저것 좀 먹는 것만이 고통을 덜어줄 유일한 방법이야."

-당신 안의 꿀꿀이가

불행하게도 우리는 꿀꿀이와 몸을 공유해야 합니다. 그래서 몇 가지 예방조치를 취해놓지 않으면, 꿀꿀이가 식탐을 느낄 때 우리는 정말로 고통스럽다고 느낄지도 모릅니다. 가끔은 미리 조치해놓았는데 힘들기도 하고요.

체온 유지, 수분 섭취, 규칙적인 건강식단

이제부터 이런 고통스러운 기분을 거의 없앨 방법에 대해 소개하겠습니다. 첫 번째로 기억해야 할 포인트는 이것입니다.

**식단계획을 지키는 일이 절대 마음 편한 일은 아니라는 사실입니다.
영원히!**

왜냐하면 꿀꿀이는 미쳐 날뛰는 생존 본능이기 때문에 우리가 기운 나는 음식을 먹지 않으면 꿀꿀이는 말 그대로 죽는다고 생각하죠. 꿀꿀이가 뭔가를 먹기 위해 어떤 고생도 마다하지 않는 이유는 그 때문이에요. 하지만 기운 나는 음식은 단지 '먹으면 좋은 음식'이지 '반드시 먹어야 할 음식'이 아닙니다. 그러므로 우리가 어떤 수준의 고통도 기꺼이 견디면서 아무 음식이나 입에 넣지 않으리라는 사실을 꿀꿀이도 알아야 흥분을 좀 가라앉힐 거예요.

물론, 고통을 위한 고통은 자기학대로 변질될 수도 있으니 우리는 마음이 너무 힘들지 않도록 분명히 조치를 취해야 합니다. 하지만 식단계획을 무조건 지키다 보면, 언젠가는 힘들다고 느끼는 시기가 올 수밖에 없어요. 그건 어쩔 수 없습니다. 그렇다고 우리가 이 시기를 폭식할 기회라고 여기지는 않으리란 것을 꿀꿀이도 꼭 알아야 해요.

우리에게는 고통을 참아낼 능력이 충분하다는 사실을 증명하기 위해 간단한 사고실험(실험에 필요한 장치와 조건을 단순화하여 일어날 현상 또는 결과를 머릿속 생각만으로 예측하는 실험-옮긴이)을 하나 해보도록 합시다. 먼저, 꿀꿀이가 정말 좋아할 만한 꿀꿀이죽 한 가지를 떠올리세요.

다음으로 여러분이 가슴 깊이 사랑하는 누군가, 예를 들면 아들, 딸, 또는 배우자, 형제, 자매, 부모, 아끼는 애완동물 등을 떠올립니다. 지금 당장 극진히 사랑하는 사람이 없다면, 평소 롤모델로 생각하던 사람이나 좋아하는 유명인도 괜찮습니다.

기본적으로 여러분은, 내게 정말 특별한 사람과 꿀꿀이가 정말 좋아할 진짜 쓰레기 음식을 생각해내야 합니다. 이런 과정은 불과 몇 분이면 되지만, 평생 기억에 남을 만큼 효과가 오래갑니다. 또한 식욕을 다스리는 능력도 극적으로 향상되고요. 그러니 꿀꿀이가 그냥 건너뛰자고 꼬드겨도 넘어가지 말고 꼭 해보기 바랍니다.

자, 이제 여러분이 선택한 소중한 사람을 줄곧 따라다니는 사악한 독재자가 있는데, 우리에게 조건을 내겁니다. 독재자는 우리의 소중한 사람을 평생 지켜보며 따라다닙니다. 하지만 조금 전 생각해낸 꿀꿀이죽을 죽는 순간까지 입에 대지만 않으면 어쨌든 그의 몸에 손을 대거나 정신적으로 해를 끼치지는 않겠다고 말합니다.

하지만 꿀꿀이죽을 다시 먹는다면 (아무리 오랜 시간이 지났더라도, 먹은 양이 아무리 적어도, 어떤 상황에서라도 상관없이) 독재자는 사랑하는 이를 납치해 평생 감옥에 가두겠다고 합니다. 여러분은 단지 '참지 못해' 한 번 먹는 잘못으로 인해 소중한 사람이 영원히 감옥에 갇힐지도 모른다는 사실을 알고 있고요.

네버 빈지 다이어트

독재자는 엄청난 권력을 등에 업고 있어서 정부기관도 그를 막지 못합니다. 사랑하는 이를 안전하게 지킬 유일한 길은 우리가 꿀꿀이죽을 한 입, 한 모금도 먹지 않고 완전히 끊어버리는 방법뿐이에요. 한 번의 실수로 인한 결과가 너무 엄청나기 때문에 여러분은 말 그대로 평생 그 음식을 피해야만 할 겁니다. 마치 그 안에 독극물이라도 든 것처럼 말이죠. 어떻게 하겠습니까? 이런 문제라면 고민할 필요가 있나요?

충분히 신경만 쓴다면 어떤 수준의 고통도 영원히 참아낼 힘은 순식간에 생깁니다. 꿀꿀이가 우리를 향해 아무리 강한 식욕을 분출해내도, 먹을 걸 달라고 아무리 꽥꽥거려도 소용없어요. 이런 상황이라면 누구라도 약속을 지킬 거라고 저는 생각합니다.

그리고 꿀꿀이도 알아야 합니다! 우리가 두 번 다시는 폭식하지 않고 어떤 수준의 고통도 기꺼이 참아낼 거라는 사실을요. 이 말은 식단을 지키는 동안 우리가 반드시 고통스러워야 한다는 뜻은 아니지만, 그래도 고통스럽다면 뭐, 어쩔 수 없는 일이죠.

마음 편하게 식단계획을 유지하는 일의 바람직함과 당위성 사이에 어떤 차이가 있는지는 잠시 미뤄두고, 이번에는 꿀꿀이를 우리에 가둔 동안 조금이라도 덜 고통스러우려면 실제로 우리가 무엇을 할 수 있는지 먼저 이야기해볼까 합니다.

우선 여러분은 우리 내부에 꿀꿀이가 장악해버린 생존 본능이 존재하며, 본능이 우리의 뜻을 거스르고 있음을 인지해야 해요. 인간은 다음 세 가지 상황일 때 음식 섭취를 최우선 순위에 놓도록 설정되어 있습니다. 첫째 영양분이 고갈되었을 때, 둘째 체온이 너무 낮을 때, 셋째 혈당이 급격히 떨어졌을 때예요. 때로는 탈수가 생긴 경우를 허기와 혼동하기도 하고요.

그러므로 몸을 비교적 따뜻하게 유지하고 수분을 충분히 섭취하면서 건강한 식단을 꾸준히 규칙적으로 먹어주면 식욕 때문에 생기는 고통을 최소한으로 줄일 수 있습니다.

위 요소들을 스스로 관리해주면 대부분의 경우, 생리학적으로 느끼는 식욕은 거의 전부 사라지게 되죠.

식탐을 물리치기 위해 할 수 있는 매우 중요한 일이 한 가지 더 있습니다. 그것은 식욕을 없애는 일과 지나치게 맛 좋은 음식에 '탐닉하는 일'이 서로 별개의 문제임을 인정하는 것이에요. 최근 식품산업은 우리 뇌의 보상중추를 과도하게 자극하는 쪽으로 발전되어왔습니다. 그래서 우리 주위에는 입에서 살살 녹는 먹거리들이 많아졌죠. 꿀꿀이는 그런 음식을 탐닉하고 싶어하고요. 하지만 우리의 목표는 식탐을 없애고 그저 담담히 일상을 살아가는 것이에요.

음식 탐닉 사회의 역사적 배경

어쩌면 음식에 탐닉한다는 개념이 여러분에게는 낯설게 느껴질지도 모르겠습니다. 놀랄 일도 아닌 것이, 우리 문화가 사실 그런 습관을 눈감아주고 오히려 강화하고 있기 때문입니다. 맛 좋은 음식에 탐닉하는 경험의 실체가 무엇인지 확인하려고 하지도 않고요.

경제 성장을 우선시하는 분위기에서 식품회사들은 인간의 쾌락 중추를 자극하는 버튼과도 같은 식품, 즉 고열량에 중독 가능성이 높은 식품을 만들기 위해 끊임없이 노력해왔습니다. 불행하게도 이런 부류의 식품은 수익성도 매우 높아서 당분간 상황은 계속 나빠지기만 할 것 같군요. 안타깝지만 기계처럼 돌아가는 거대 경제 현상을 멈추기는 매우 어렵습니다. 여러분도 이런 이야기가 낯설지는 않죠?

그런데 대부분의 사람은 애초에 왜 우리 경제가 이런 활동을 지지하게 되었는지, 그 이유는 알지 못하는 것 같습니다. 우리가 음식에 대해 좀 더 분별 있는 태도를 보이게 된다면, 그래서 꿀꿀이의 꽥꽥 소리에 마음이 덜 흔들린다면 이런 힘이 발달된 과정에 대해서도 좀 더 쉽게 이해할 수 있을 겁니다. 지식이 곧 힘이니까요.

인위적인 방식으로 식량을 정제하는 능력이 있느냐 없느냐에 따라 한때 나라의 위상이 결정되던 시절이 있었습니다. 부족 국가가 영토 확장을 위해 더 먼 곳까지 군대를 보내려면 그런 능력은 필수였던 것이죠. 가공하지 않은 식재료를 가지고 다니며 이동 중인 군인들을 먹이기는 어려웠으니까요. 그리고 사회가 발전하고 노동이 세분화되면서 노동자들은 직접 사냥을 하고 곡식을 추수하기보다는 단 하나의 일에만 온종일 집중하게 되었습니다.

이렇게 해서 휴대가 간편한 고열량의 음식이 문명사회의 기본 조건이 된 것이죠. 비록 지금은 대체할 만한 더 좋은 것들이 많아졌음에도 불구하고, 여러 면에서 국가의 존속 및 경제적 우위가 식량 가공 방식에 좌우되던 시절이 있었고, 그 영향이 지금까지 우리 문화 근간에 깊이 남아 있습니다.

이 외에도 근대적인 의약품이 개발되기 이전, 유행병이 만연하던 시대에는 뚱뚱한 사람보다는 마른 사람이 병에 걸릴 확률이 높았습니다. 그리고 세계 인구 대다수가 기아에서 벗어나게 된 것도 최근에야 가능해진 일이었고요.

이런 이유로 우리 사회는 음식을 낭비하는 일을 죄악으로 여겨왔습니다. 그리고 겨우 몇백 년 전까지만 해도 유럽에서는 흰 밀가루와 백설탕 같은 '사치품'을 소비해서 얻게 된 뚱뚱한 몸과 포동포동한 얼굴을 높은 신분의 상징으로 여겼고요!

이러한 힘들이 작용해 요리법이 발달했고, 사회적 기준도 강화되었습니다. 거기다 설탕·소금·기름 등이 많이 들어가 보상중추를 강하게 자극하는 음식은 어이없게도 맛이 좋다는 특성까지 합쳐졌고요. 다른 방식으로 음식을 먹는 사람은 사회를 위협한다고 여기게 되었습니다. 사회질서를 따르지 않는 사람은 억압하거나 쫓아내야 했죠!

게다가 당시에는 '억압해야' 할 조건이 지금과는 상당히 달랐습니다. 요즘은 사람들과 다르게 행동하는 것이 용납도 되고 심지어 어느 정도 장려할 일로 여겨지기도 하죠. 하지만 옛날에는 개인주의가 부족의 생존을 위협했기 때문에 매우 위험한 생각으로 여겨졌습니다. 사람들과 다른 식습관을 가지고 있다면, 지금은 기껏해야 외톨이가 된 기분 정도겠지만, 그때는 "선밖으로 나갔으니 널 죽여야겠어!"라고 몰아붙이는 식이었어요. 특정한 시간대에 정해진 종류와 양의 음식만 먹을 수 있었고, 모두가 먹는 걸 나도 먹어야 했어요. 안 그러면 죽을 테니까요. 그걸로 끝이었어요.

건강한 음식을 먹자는 운동이 확산되면서 지금은 사정이 조금 나아지긴 했지만, 문화에 뿌리박힌 과식에 대한 선호가 지금도 여전히 강하게 남아 있습니다. "특대 사이즈로 주세요"가 그러한 예죠. 대규모 농업회사는 영양보다는 상품성이 좋은 유전자 변형 농산물을 생산하며 그런 분위기를 선동하고 있고, 그로 인해 생기는 질병을 치료하면서 거대 제약회사들이 이익을 챙기고 있는 것은 말할 필요도 없겠죠.

꿀꿀이가 힘을 얻게 된 과정을 정리해보면 이렇습니다.

- 과도하게 가공된 식품, 보상중추를 강하게 자극하는 식품, 일명 '푸드 하이Food High'(좋아하는 음식 또는 극도로 정제된 음식을 먹을 때 느끼는 강렬한 쾌감 또는 병적 희열을 가리키는 조어-옮긴이)를 소비하게 만드는 극단적인 쾌락 위주의 욕구
- 사회 및 가족 차원에서 음식 탐닉을 조장하는 분위기
- 명절 기간 건강하지 않은 음식의 섭취를 강화하는 전통
- 음식을 절제하지 못하게 하는 암묵적 문화
- 남들과 다르게 먹으면 따돌림 당하게 된다는 암묵적 위협

간단히 말해, 사실상 우리 사회는 여러분이 음식에 탐닉하기를 바랍니다. 우리를 둘러싼 세계는 대부분이 꿀꿀이의 편이죠. 녀석을 물리치기 위해서 여러분은 이런 상황을 기꺼이 직면할 수 있어야 합니다. 일단 시작하면 어렵지 않아요!

오늘날 음식에 중독된 사람들이 직면한 상황은 마약, 알코올과 같은 중독물질을 택한 사람들이 직면한 상황과 매우 다릅니다. 누군가가 마약이나 알코올에 탐닉할 때, 그의 선택은 사회적 압력과 기준에 반하는 행동이 되죠. 그러다 행동을 멈추면 그 사람은 다시 사회적 기준선 안으로 들어가 사회에 쉽게

흡수됩니다. 하지만 음식 중독에 있어서는 정확히 그와 반대되는 현상이 일어나고 있습니다.

음식 중독자는 계속 형편없이 먹도록 사실상 우리 문화가 여러 지원을 해주고 있습니다. 건강해지려면 그들은 사회의 압박과 기준에 반대되는 선택을 해야 하는 셈이에요. 음식 남용을 멈춘다는 것은 타인과 부딪치거나 껄끄러워질 상황이 더 많아진다는 의미이기도 하고요. 외식하러 갈 수 있는 식당이 줄어들고, 식료품을 사러 갈 가게도 줄어듭니다. 가족과 친구들은 너도 남들처럼 먹으라며 압력을 넣을 테고요. 예로 들 수 있는 상황은 끝도 없이 많습니다.

절제의 만족감 vs. 푸드 하이의 열광

감사하게도 건강한 먹거리를 찾는 사람들은 점점 늘고 있습니다. 더 이상 음식에 끌려다니고 싶지 않은 사람들이 찾는 도피처라고 할 만한 곳도 생겨났고요. 주변에서 어떤 일이 벌어지고 있는지 깨닫기만 한다면, 여러분은 사회적 압박과 상관없이 꿀꿀이를 지배할 수 있습니다.

아직도 무슨 일이 벌어지고 있는지 전혀 모르는 사람들이 많지만, 여러분은 다른 사람 안에 사는 꿀꿀이와 식품산업 전체로부터 자극을 받아 울부짖고 있는 꿀꿀이의 꽥꽥 소리를 인지하는 법을 배우게 될 거예요. 인류의 위대한 진보는 다수에 반대하는 한 사람의 의지에서 늘 시작되었습니다. 그리고 여기까지 책을 읽으신 여러분은 그렇게 하기 위해 필요한 정보를 모두 습득한 셈이고요.

사실, 건강한 음식을 먹으려 하는 사람이 세상에 나 혼자뿐이라 해도 문제 될 건 없습니다. 사회적 딜레마를 의식하는 한 여러분은 속아 넘어가지 않을 테니까요. 꿀꿀이가 꽥꽥댈 때, 주위의 문화와 식품산업의 목소리를 그냥 인지하면 됩니다. 그런 다음 나는 두 번 다시 꿀꿀이죽을 먹지 않겠다고 했던 말을 기억하세요. 누가 무슨 소리를 해도 상관하지 마세요!

꿀꿀이가 원하는 것은 오로지 푸드 하이라는 사실을 기억하세요. 그리고 사회구조 자체가 녀석의 요구를 받쳐주고 있고요. 꿀꿀이는 여러분이 지금 당장 꿀꿀이죽을 조금이라도 먹지 않으면 말 그대로 죽는다고 믿고 있습니다!

하지만 꿀꿀이의 생각은 틀렸어요. 식단계획을 철저히 지키고 적절한 영양분만 섭취하면 여러분은 죽지 않습니다. 대신 푸드 하이는 얻지 못하겠죠. 식탐을 없애고 일상을 살게 될 겁니다. 푸드 하이 없이 예정된 평범한 하루를 사는 일이 그리 신나는 일은 아닐 거예요. 하지만 100퍼센트 주도권을 쥐고 있는 주체는 우리입니다. 여러분이 원하는 결과를 얻으려면 이 방법밖에는 없어요.

식탐을 없애는 일은 뒷마당에 난 불에 물을 끼얹는 일과 같습니다. 그래야 집이 통째로 타버리는 일이 없겠죠. 음식에 탐닉하는 일은 불 속에 기름을 끼얹고 연기를 들이마시는 것과 같습니다.

물을 뿌려 불을 끄면, 즉 식탐을 없애면 서너 군데 타다 만 재와 약한 불씨만 남았다가 결국에는 모두 꺼질 겁니다. 하지만 연기를 들이마시면 잠깐의 희열을 맛본 뒤 더 큰 문제가 남게 되겠죠.

이번에는 식탐을 없애고 얻게 되는 만족과 푸드 하이를 통해 얻는 열광의 감정을 서로 비교해보도록 하겠습니다. 만족감은 원한다면 누구나 맛볼 수 있는 평온하고 부드러운 마음 상태입니다. 지붕 위로 뛰어올라가 소리 질러야 할 것 같은 그런 감정이 아니죠. 안정적이고 반복적으로 느낄 수 있어 굳건한 자신감을 심어주고 행복에 대한 이성적이고 책임감 있는 태도를 갖게 합니다. 반면 열광은 본질적으로 변하기 쉽습니다. 꿀꿀이는 푸드 하이 상태가 결국 없어질 것을 알고 있어요. 그래서 '조금만' 더 먹자고 미친 듯이 꽥꽥대면서 흥분 상태를 늘리려고 하죠.

열광은 불안정하고 일시적인 쾌락으로 횟수가 늘어날수록 내성이 생겨 일정 강도의 효과를 얻기 어려워집니다. 그래서 이전과 같은 수준의 흥분을 느끼기 위해 꿀꿀이는 다음 식사에서 꿀꿀이죽을 더 많이 먹으려 하죠. 이렇게 해서 질 나쁜 음식을 점점 더 많이 먹게 되면 우리는 자신감, 건강, 장기적인 관점에서 오는 행복감을 잃게 됩니다.

자, 이제 여러분은 식탐을 어떻게 다루시겠습니까? 꿀꿀이를 우리에 가두세요. 그냥 우리에 집어넣고 문을 잠가버리세요! 식탐을 가진 건 꿀꿀이지 우리가 아닙니다. 그리고 여러분은 절대, 두 번 다시 꿀꿀이죽은 먹지 않을 거예요.

어떤 고통이 와도 기꺼이 참고, 엄숙하게 했던 맹세를 지키세요. 영양분과 수분을 충분히 섭취하고, 몸을 따뜻하게 해주면 고통을 최소화할 수 있다는 사실도 잊지 말고요. 음식에 탐닉하지 마세요.

나도 모르게 폭식했을 때
대처하는 법

처음 실수를 저지르면 여러분은 분명 꿀꿀이에게서 이런 말을 듣게 될 겁니다.

"너 규칙을 어겼어! 규칙을 어겼다고! 봤지? 식단계획 따위는 아무 의미 없다니까! '네버 빈지 어게인' 따위 개나 줘버려! 나를 조절하려면 다른 걸 찾아봐야 할 거야. 네가 다 망쳐놨으니까 이제부터 난 완전 마음대로 실컷 먹을 수 있겠네? 신난다, 신나! 파티할 시간이야! 시작하자!"

— 당신 안의 꿀꿀이가

이런 꽥꽥 소리는 사실상 어떤 다른 말보다 타격이 큽니다.

꿀꿀이죽을 한 입 먹었을 뿐인데 사태가 점점 커져 결국에는 본격적으로 먹고 마시는 잔치가 될 확률이 크기 때문이죠. 그렇게 되면 자기조절 능력 면에서도 자신감이 확 떨어지고요. 우리는 "젠장! 다 망했어. 식단조절은 내일부터 하자"라는 식의 심리 상태가 돼버리고 마는데, 이런 꽥꽥 소리를 간단하게 줄여 '에라 모르겠다' 수법이라고도 합니다.

'에라 모르겠다' 수법 무시하기

에라 모르겠다 수법을 인지하고 무시하는 방법을 배우는 것은 네버 빈지 어게인 접근법의 가장 중요한 혜택이라고 감히 말씀드릴 수 있겠군요. 이 수법이 무엇인지 일단 알고 나면, 그 다음부터는 아주 쉽게 물리칠 수 있거든요. 하지만 우리 문화가 뚱뚱보식 사고를 조장하다 보니 처음에 알아차리기가 좀 어렵습니다.

여러분은 소위 전문가라고 하는 사람들이 "완벽해지려 하기보다는 발전하기 위해 노력하라"고 말하는 것을 자주 들었을 겁니다. 그들은 완벽주의가 오히려 폭식을 유발하는 원인이라며 과학적인 증거까지 들먹이죠.

완벽주의에서 벗어나라는 말은 맥락에 따라서는 도움이 될 수도 있지만, 안타깝게도 진실의 반만 이야기하고 있습니다. 가려진 나머지 반의 진실은, 우리는 식단조절을 하며 실수를 저지르기 전과 후에 매우 다른 태도를 취할 필요가 있다는 사실입니다. 사람이 물 위를 걷거나 땅 위에서 수영할 수 없듯 우리는 폭식하기 전과 후, 즉 처한 상황에 따라 다음과 같이 매우 다른 전략으로 움직여야 합니다.

- **폭식하기 전:** 우리가 짠 식단계획은 100퍼센트 완벽한 최종본입니다. 우리는 절대 실수하지 않을 거예요. 두 번 다시 폭식하지 않는다고요!
- **폭식한 후:** 인간은 누구나 실수할 수 있습니다. 일련의 식단규칙을 연습했지만, 연습은 이제 끝내고 한 단계 발전된 수준으로 나아갈 시기예요. 잘못된 부분을 분석하고, 필요하다면 새 식단계획에 적용하세요. 그런 다음 이번 계획이야말로 정말 완벽한 최종본이라고 선언합니다. 어쩌면 지난 식단계획과는 이혼해야 할지도 몰라요. 그저 꿀꿀이의 꽥꽥 소리를 듣지 못한 경우일 수도 있고요. 어쨌든 이제 우리는 다른 사람이 되었으니 다시 결혼할 준비를 해야겠죠. 두 번 다시 폭식은 하지 않을 겁니다!

꿀꿀이는 우리가 이 두 가지 상황을 혼동해서 식단계획은 무의미한 짓이라며 집어치우기를 바랍니다. 왜 그럴까요? 그래야 음식을 마구 먹을 수 있기 때문이죠!

지금쯤이면 여러분도 패턴이 보이기 시작했을 겁니다. 폭식은 꿀꿀이가 원하는 모든 것입니다. 그렇기 때문에 실수를 저지르기 전과 후, 그리고 저지르는 동안에도 꿀꿀이의 말에 귀 기울일 이유가 전혀 없어요.

우리가 적절한 맥락에서 전후 사정을 제대로 파악하기만 한다면 꿀꿀이의 '혼동시켜 넘어뜨리기' 전략을 쉽게 물리칠 수 있습니다.

완벽주의는 왜 최선의 전략일까요?

식단계획을 짜고 반드시 지키겠다고 다짐하는 행위를 결혼서약에 비유해보겠습니다. 저는 결혼식에서 다음과 같이 결혼서약을 하는 부부는 본 적이 없는데, 여러분은 어떠신가요?

"생이 다하는 날까지 당신을 사랑하겠습니다. 당신만을 보도록 최선을 다할 것을 약속하지만, 세상에 완벽한 사람은 없고 매력 넘치는 사람도 너무 많아요. 영원히 한눈팔지 않겠다고 100퍼센트 약속하는 사람은 현실을 부정하는 거짓말쟁이입니다. 그러므로 제가 약속을 지킬 확률은 80퍼센트입니다. 내년 또는 10년 후에는 누구랑 자게 될지 알 수 없으므로 '가능한 한 믿음을 지키겠다'는 약속이 제가 할 수 있는 최선입니다. 솔직해지자고요. 당신은 내가 거짓말하지 않기를 바라죠, 그렇죠?"

－당신 안의 꿀꿀이가 결혼서약을 하면 벌어질 일!

이런 어이없는 결혼서약을 하는 상대를 받아줄 사람은 없을 겁니다. 그렇다면 식단계획에 대해서는 왜 그런 맹세를 하려는 거죠? 불확실성을 갈망하는 것은 우리가 아니라 꿀꿀이예요. 꿀꿀이는 우리의 자신감이 아주 조금만 흔들려도 금세 알아채고 성스러운 약속 자체를 찢어놓으려 한다고요.

또 다른 사고실험을 해봅시다. 80퍼센트의 서약이 받아들여지지 않을 것이라고 판단한 약혼자가 평생 가정에 충실하겠다는 약속을 90퍼센트까지 지키겠다고 말합니다. 그래도 그 사람과 결혼하겠습니까? 95퍼센트는 어떤가요? 99퍼센트는? 불처럼 타오르던 사랑이 다 싸늘해졌죠? 결혼서약의 기본은 완벽함이기 때문에, 아무리 인간의 약점을 들먹인다 해도 100퍼센트 서약이 아니라면 우리는 받아들이지 않을 겁니다.

완벽주의만이 약속을 지키는 도구

'반드시 하겠다'고 하지 않고 '노력해보겠다'고 말하며 폭식할 가능성

을 조금이라도 열어둔다면, 그것은 더 이상 약속이 아닙니다. '가능성을 향해 조금이라도 노력하는 것이 중요하다'는 생각은 틀렸습니다. '할 수 있을 것 같다'는 생각도 옳지 못한 철학이고요. '분명히 할 수 있다'가 충동조절에 성공할 수 있는 유일한 태도입니다. 왜냐하면 꿀꿀이는 '노력해보겠다'는 마음을 이용해 식단계획 자체를 파괴하려 들기 때문이죠.

식단계획을 100퍼센트 충실히 따르겠다는 의지가 없다면 그건 폭식하려고 꿀꿀이가 세운 계획과 다르지 않습니다. 여러분은 권위를 가지고 '나의 식단계획은 100퍼센트 완벽하다, 이 계획만은 반드시 지켜나가겠다'고 선언해야 합니다.

"완벽해지려 하기보다는 발전하기 위해 노력하라"는 말 뒤에는 모든 걸 체념하고 꿀꿀이의 충동에 자신을 맡기겠다는 철학이 숨어 있습니다. 그러므로 폭식하기 전에 이런 마음을 먹게 되면, 식욕을 조절하는 일은 불가능하다는 믿음을 깔고 시작하는 것과 다름없습니다. '결국 억누를 수 없는 욕구가 몰려올 것이고 당신은 음식에 탐닉할 수밖에 없다, 그렇게 되는 건 시간문제다'는 꿀꿀이의 말을 받아들이는 꼴이 됩니다.

살아 있다면 식욕을 느끼는 건 너무나 당연한 일이고, 벗어나려야 벗어날 수도 없죠. 하지만 정확한 한계선을 그어놓으면 두려워할 필요가 없습니다!

완벽주의가 폭식을 유발하는 원인이라는 과학적 증거는 실제 존재합니다. 하지만 결과를 분석하는 과정에서 그들은 전후 상황을 고려하지 않았습니다. 완벽주의가 폭식을 유발하는 원인이 되는 경우는 실수를 저지른 후, 꿀꿀이가 완벽주의를 이용해 무기력함을 우리 탓으로 돌리게 할 때입니다. 다음과 같은 상황이죠.

> "네가 완벽하지 않다면 결국 넌 아무것도 아니라는 뜻이야. 음식 섭취에 관해서도 완벽하게 통제를 못 한다면 그건 전혀 통제가 안 된다는 뜻이고. 그런데 지금 실수를 저질렀으니 완벽하지 않은 사람인 거잖아? 지금 넌 완전히 통제 불능이야. 나 음식 좀 아귀아귀 먹어치우러 잠깐 가봐야겠어. 신난다!"
>
> ─당신 안의 꿀꿀이가

실수를 저지른 후 완벽주의를 이런 식으로 적용하면 폭식을 유발하는 원인이 될 수 있지만, 처음부터 약속을 굳게 지키기 위해 사용하면 정확히 그 반대 결과가 나타납니다. 완벽주의를 약속을 지키는 도구로 사용할 때, 여러분은 식습관을 평생 조절할 수 있어요. 사실 이런 맥락에서 저는 완벽주의만이 식단을 조절하게 해주는 유일한 방법이라고 강력히 주장하고 싶습니다. 하지만 폭식을 저지른 이후의 분석 도구로 사용한다면, 여러분이 아닌 꿀꿀이에게 훨씬 유리하게 작용할 테고요.

두 번 다시는 폭식하지 않기 위해, 그리고 약속을 영원히 지키기 위해 우리는 일말의 어떤 불안감도 100퍼센트 꿀꿀이의 꽥꽥 소리임을 인지해야 합니다. 우리가 다시 폭식하게 될 거라는 식의 생각, 감정, 충동은 모두 꿀꿀이의 꽥꽥 소리이므로 달리 생각할 여지가 없죠.

두 번 다시 폭식하지 않겠다는 맹세에 어떤 의심이라도 끼어든다면, 그건 모두 꿀꿀이의 꽥꽥 소리가 분명합니다.

자 이제, 폭식을 한 경우에는 어떻게 하면 좋을까요? 심지어 제가 이런 글을 쓰고 있다는 사실 만으로도 꿀꿀이가 얼마나 신이 났는지 느껴지시나요?

"봤지? 글렌도 우리가 다시 폭식하게 될 거라는 걸 알고 있네. 그렇지 않으면 이번 장을 책에 왜 넣었겠어? 나 진짜 기분 좋아! 우리 미리 나가는 게 어때? 그냥 좀 먹자! 얼른!"

-당신 안의 꿀꿀이가

폭식 후 재빨리 정신을 차리는 전략

나도 모르게 허겁지겁 음식에 손을 대버린 경우에는 어떻게 할까요? 그다음에는? 간단합니다. 무슨 일이 일어났는지 분석하고 방향을 다시 조절하고 그런 다음 두 번 다시 폭식하지 않는 거죠. 왜? 꿀꿀이는 우리에 가두어두는 게 맞으니까요! 그게 다입니다. 더 이상 덧붙일 말도 없습니다.

이렇게 정확하고 간결하게 방법을 설명했는데도 불구하고, 그래도 실수한 뒤 제자리로 돌아가기 위해 더 많은 설명과 지도를 바라는 사람이 많습니다. 그래서 폭식 후 정신을 회복할 수 있는 제대로 된 전략에 대해 잠깐 이야기해보도록 하겠습니다.

먼저, 폭식을 한 후에는 꿀꿀이가 실수 위에 더 많은 실수를 쌓아올리기 위해 열심히 작업 중이라는 사실을 알아야 합니다. 괴물이 밝은 빛을 두려워하듯 꿀꿀이도 어둠 속에 숨기를 좋아하죠. 꿀꿀이는 우리가 실수한 후, 실수에 대해 꼼꼼히 따지고 파헤치면 자기의 속임수가 드러나리란 걸 알고 있어요. 그래서 실수를 한 뒤 우리가 철저히 조사하지 않고 가볍게 넘어가길 바랍니다. 사고 과정에서 생긴 실수, 그리고 식단규칙의 문제를 드러내지 않고 감추려는 속셈이죠.

한마디로 말해, 꿀꿀이는 우리가 벌어진 일에 대해 조심스럽게 반성하는 것을 막고, 먹는 일에만 관심을 두게 하려고 모든 노력을 기울일 겁니다.

폭식 이후 꿀꿀이의 목표를 알았다면, 그다음으로 할 일은 식단계획을 지키겠다던 진지하고 엄숙한 맹세가 무엇이었는지 기억하는 것입니다. 결국, 식단계획을 지키는 능력은 곧 약속을 지키는 능력입니다. 약속을 지키지 않는 사람은 누구도 좋아하지 않아요. 그러니 자신이 실수를 저질렀다는 걸 알면 그 사실을 매우 심각하게 받아들이고 어디가 잘못되었는지 찬찬히 생각해보아야 합니다.

반면, 누구도 식단규칙을 완벽하게 만들기는 매우 어렵습니다. 더 큰 사회를 다스리기 위한 일련의 법 제정과 다르지 않죠.

성공적인 법률 제도가 만들어지려면 구조적으로 자체 수정이 가능해야 합니다. 예를 들면, 미국 헌법을 처음 완성한 사람들도 미연방 전체를 다스리는 국법을 의도하여 헌법을 만들었지만, 추후 오류가 발견될 가능성이 있다고 생각했을 겁니다. 그래서 나중에라도 법을 개정할 수 있는 구조로 만들었죠.

하지만 헌법 개정이 충동적으로 이뤄지지는 않습니다. 반드시 개정 제의, 표결, 의회 비준이라는 과정을 따라야 하죠. 이렇듯 긴 시간이 걸리기 때문에 국민들도 주제에 대해 충분히 고려할 수 있고, 또 정신 나간 개인이나 단체가 권력을 잡아 제멋대로 법을 바꾸지 못하도록 막을 수도 있습니다.

그러므로 폭식을 한 후에는 제일 먼저 왜 이런 일이 벌어졌는지 꼼꼼히 조사해야 합니다. 식단계획을 재검토하고 각각의 식단규칙이 여전히 최선의 선택인지 확인해야 해요.

식단계획 전체가 여전히 완벽하고 건강한 삶의 방식을 가장 잘 이끌어내도록 구성되어 있나요? 어딘가 수정해야 할 곳이 있지는 않나요?

 그리고 식단계획 자체에는 아무 문제가 없는데, 우리가 꿀꿀이의 꽥꽥 소리를 듣지 못해 폭식하게 되는 경우도 자주 생깁니다. 꿀꿀이가 슬쩍 흘린 해로운 말을 우리는 자기 생각으로 오해하고 그에 따라 행동하기도 하죠.

 '꿀꿀이의 단순 공격'이라고 하는 경우인데, 이럴 때는 식단을 바꿀 필요가 없습니다. 꿀꿀이의 단순 도발에 넘어갔을 때는 방금 깨트린 식단계획을 하나도 빠짐없이 철저히 지키고 꿀꿀이는 다시 우리 안에 집어넣기만 하면 됩니다.

 폭식했을 때 재빠르게 그리고 영구적으로 본래 상태로 돌아가는 것이 '네버 빈지 어게인'이 주장하는 최고의 기법입니다. 하지만 기억하세요. 꿀꿀이는 음식을 빼앗기고 다시 우리에 갇히는 게 싫어서 아주 거칠게 꿀꿀댈 겁니다. 뭐라고 하는지 한번 들어볼까요?

 "분명 넌 나를 영원히 우리 안에 가둬놓지는 못해. 넌 너무 약해. 방금 탈출했던 것처럼 난 꼭 다시 나올 거야. 지금은 널 이기지 못하지만, 우리가 다시 폭식하는 건 시간문제일 뿐이라고. 신난다!"
 – 한 번 실수한 뒤, 이제 다시 폭식하지 않겠다고 말했을 때 꿀꿀이의 반응

 이 말은 순전히 꿀꿀이의 주장으로, 건설적인 목적이란 전

혀 찾아볼 수가 없습니다. 꿀꿀이는 우리의 행복에는 전혀 신경 쓰지 않아요. 오로지 꿀꿀이죽을 원할 뿐이죠. 그런데 왜 이런 말을 심각하게 받아줘야 하죠? 그저 무시해버리고 논쟁도 하지 마세요.

그럼에도 말도 안 되는 이런 소리를 이성적으로 따져보는 일은 꿀꿀이를 우리에 가두는 법을 처음 배우는 사람에게는 여러모로 도움이 될 수도 있겠군요. 그렇다면 꿀꿀이 말의 '요점'을 지적해보도록 하겠습니다.

- **"넌 너무 약해"**: 건전하게 먹기 위해 다시 노력한다는 것 자체가 이미 강하다는 방증입니다. 심지어 오랫동안 반복해서 무너졌는데도 성공을 위해 다시 일어섰다는 사실도 우리가 인내와 불굴의 정신을 지녔음을 보여주고요. 꿀꿀이의 말만 듣고 포기해버린 사람은 약한 사람이지만, 꿀꿀이를 영원히 우리에 가두겠다고 결심한 사람은 강한 사람입니다. 새로운 절제의 맹세 역시 우리가 강하다는 증거이고요. 이런 식으로 생각해보면, 우리의 새로운 맹세를 꿀꿀이가 역이용하려 드는 게 한심하게만 느껴지는군요!
- **"방금 탈출했던 것처럼 난 꼭 다시 나올 거야"**: 교도관이 일부러 문을 열어준 게 아니라면 죄수가 두 번 탈옥하는 경우는 매우 드뭅니다.

- **"지금은 널 이기지 못하지만, 우리가 다시 폭식하는 건 시간문 제일 뿐이라고"**: 여러분은 먹을 걸 사고, 상자에서 꺼내서 입에 넣고, 씹어 삼키는 모든 과정을 완벽히 조절해왔으므로 꿀꿀이를 우리에 가둬놓을 능력도 항상 100퍼센트 가지고 있습니다. '나중 일'은 걱정할 필요가 없죠. 오로지 지금, 현재가 중요할 뿐이에요.

식단계획을 재검토해야 할 때

꿀꿀이의 단순 공격은 이렇게 물리치면 됩니다. 그런데 식단계획 자체에 오류가 있다고 생각될 때는 어떻게 해야 할까요? 예를 들어, 꿀꿀이가 아니라 여러분이 느끼기에 식단이 너무 엄격해서 자주 허기지고 힘이 들거나 주요 영양소가 빠져 있다는 생각이 든다면 어떡할까요?

그때가 바로 계획을 다시 점검하고 바꿔야 할 때입니다. 하지만 그 전에 꼭 지켜야 할 것이 있습니다.

- 이미 삼켜버린 꿀꿀이죽이 다 소화될 때까지 조금 시간 간격을 두세요. 우리 몸이 꿀꿀이죽으로 가득 차 있을 때는 꿀꿀이의 꽥꽥 소리를 듣기가 힘드니까요.

109

- 식단계획을 변경하기 전에 예전 완성본은 따로 저장해놓으세요. 그래야 나중에 꿀꿀이의 의도로 변경된 부분이 발견되면 원래대로 돌려놓을 수 있으니까요.
- 바꾸기로 마음먹은 세부 항목을 종이에 적은 뒤 한동안은 진지하게 숙고해보는 시간을 가지세요.
- 식단계획의 이전 버전 중에 더 나은 것이 있는지 고려하세요.

꿀꿀이는 완벽하게 훌륭한 식단계획을 망치려고 계속 모의 중이니 실수가 생기는 건 전혀 이상한 일이 아니에요. 혹시라도 꿀꿀이의 음모로 식단을 변경했다면 이전 계획으로 다시 돌아가면 됩니다. 이전 버전을 모두 저장해두었다면 되돌리기는 전혀 어렵지 않겠죠?

식단계획을 재검토할 때 고려할 것이 하나 더 있습니다. 만약 조건부 허용 항목에 속하는 어떤 음식이나 음료 때문에 계속해서 말썽이 생긴다면 그 음식과 음료는 아예 절대 금지 항목으로 바꾸는 것이 좋습니다. 보상중추를 과하게 자극하는 어떤 음식은 맛이 너무 좋아 조건이나 규칙으로 절제하기가 무척 힘들어요. 하지만 (특정 음식 때문에 오랫동안 고생했던 사람도) 그 음식은 아예 입에 대지 않겠다고 결심하면 지키기가 오히려 훨씬 쉬워집니다. 맛있는 음식도 먹고, 식단조절도 하는 '마법의 규칙'을 찾아보겠다고 힘들게 노력하지 마세요. 이따금 먹을

네버 빈지 다이어트

때보다 절대 먹지 않을 때 자제하기가 훨씬 쉬워집니다!

마지막으로, 식단계획을 재검토하는 시간 동안에는 기존의 규칙이 아무리 불완전하다고 해도 일단은 그 규칙을 지키는 것이 최선입니다. 꿀꿀이는 폭식의 기초가 되는 무정부 상태를 아주 좋아합니다. 그러므로 어떤 상황에서도, 아무리 짧은 순간이라도 '정부 부재'를 만들어서는 안 됩니다.

기억하세요. 우리는 실수를 했을 뿐이지 뇌수술을 받아 좋은 음식을 선택하는 능력이 사라진 것도 아니고, 손, 팔, 다리, 입, 혀를 조절하는 능력을 잃은 것도 아닙니다. 신의 저주를 받아 잘 먹지 못하게 된 것도 아니고요. 외계인에게 납치되어 뇌에 전극을 이식받고 꿀꿀이죽만 먹도록 세뇌당하지도 않았습니다. 새 규칙이 무엇이든 자신의 입에 음식을 넣는 전체 과정을 책임질 사람은 100퍼센트 자기 자신입니다!

지금까지 설명한 내용을 종합하면, 나도 모르게 폭식을 한 경우 제일 먼저 실수의 원인에 대해 진지하게 분석하라는 것, 그런 다음 즉시 자기 자신을 용서하고 식단계획을 영원히 그리고 완벽하게 따르기 위해 새로운 마음가짐으로 노력하라는 것입니다.

우리는 완벽하지 않습니다. 특정 식단계획을 연습했지만, 이제 연습은 끝내고 더 발전된 단계로 나아갈 시간이에요. 잘못된 부분을 분석하고 새롭게 고쳤습니다. 그러니 이제 우리는 두 번 다시 폭식하지 않을 거라고요!

폭식하지 않기 위해 폭식 안 하기

두 번 다시 폭식하지 않기 위해 우리가 해야 할 일은 폭식을 안 하는 것입니다. 이 문장을 여러 번 읽어보도록 하세요. 우리 안의 꿀꿀이는 우리가 다른 식으로 생각하길 너무나 간절히 바라고 있을 테니까요. 특히 폭식한 직후라면 더욱더 그렇고요. 꿀꿀이를 우리에 가두고 나오지 못하게 하세요!

저는 여러분에게 식단계획을 완벽하다고 여기는 동시에 필요할 때엔 수정이 가능하도록 유연한 자세를 취하라고 말했습니다. 그래야 경험을 통해 성장할 수 있고, 새로운 정보는 계획에 집어넣어 활용도 할 수 있죠. 역설적인 주문에 당황스러울 수도 있겠군요. 그럼, 다음 장에서는 이 역설에 대해 다루고 따져보도록 하겠습니다.

여러분은 두 번 다시 폭식하지 않을 것이기 때문에 사실은 폭식 후 회복을 위한 도구가 필요하지 않습니다. 그리고 꿀꿀이는 이런 도구가 존재한다는 사실만으로도 좋아할 것이고요. 녀석은 우리가 폭식할 가능성이 있기 때문에 이런 도구도 있다고 생각할 테니까요. 꿀꿀이는 우리에서 뒹굴도록 내버려둬야

네버 빈지 다이어트

합니다! 두 번 다시 폭식하지 않기 위해 여러분이 해야 할 일은 폭식을 안 하는 것입니다. 너무 난해한가요?

하지만 폭식의 전과 후에 요구되는 두 가지 사고방식이 너무 다르기 때문에 이해하기에 조금 까다롭다고 느끼고, 폭식 후 회복에 도움이 되는 특별한 도구를 찾는 분들이 의외로 많습니다. 그래서 스마트폰에 다운받을 수 있는 무료 워크북과 MP3 파일을 준비하여 폭식 이후 자신을, 그리고 무엇보다 중요한 자신감을 재설정하는 과정을 자세히 설명해놓았습니다. 업그레이드된 무료 워크북은 www.NeverBingeAgain.com에서 다운받을 수 있습니다.

식단계획은
원하는 대로 바꿔라

"신중하게 세워둔 식단계획에서 어긋나는 음식은 한 입만 먹어도 폭식이다"라고 정의 내린 이후, 저는 많은 사람으로부터 엄청난 비난을 받았습니다. 그들은 제가 불가능한 기준을 세웠다며, 기준을 충족시키지 못해 사람들이 오히려 쉽게 폭식하게 될 거라고 했죠. 하지만 저는 절대 그 말에 동의할 수 없습니다.

그런 비난의 밑바닥에는 식단을 조절하던 누군가가 실수를 하는 순간, 본격적으로 흥청망청 음식 잔치를 시작하게 될 거라는 생각이 깔려 있습니다. 하지만 그 시점에서 취해야 할 좀 더 이성적인 행동은 '이미 망쳤으니 남은 하루는 그냥 포기하고 마구 먹어버리자'라는 마음이 꿀꿀이의 꽥꽥 소리라는 걸

네버 빈지 다이어트

깨닫는 것 아닐까요? 그리고 꿀꿀이를 우리에 집어넣고 다시 시작해야겠죠. 5초, 5분, 5개월, 5년 전에 무슨 일이 일어났는지가 중요한 게 아니에요!

앞에서도 얘기했지만, 이 하나가 빠졌다고 나머지 치아를 모조리 망치로 때려부숴야 할 이유는 없습니다. 양궁 선수가 딱 한 번 과녁 중심을 맞히지 못했다고 나머지 화살을 전부 아무렇게나 쏘아버려야 할 이유도 없고요. 실수로 난로에 살짝 손을 데었다고 계속 난로에 손을 갖다댈 이유도 없습니다!

지금 이 순간을 건강하게 사는 데만 집중하세요. 그러면 여러분에게는 아무 일도 일어나지 않을 겁니다.

"식단계획을 벗어난 한 입은 무조건 폭식이다"라는 기준이 없다면, 여러분의 식단 과녁은 흐릿하고 모호해질 겁니다. 그리고 타깃이 제대로 보이지 않는다면 대체 어떻게 과녁을 맞힐 수 있죠?

'애매모호한 과녁' 철학에 속지 않기

저를 비난하는 사람들은 과녁의 방향만 제대로 겨누면 된다고 말하지만, 과녁이 애매모호하면 과녁을 눈으로 명확하게 볼 수 있을 때보다 실수할 가능성이 훨씬 커지지 않을까요?

과녁의 중심에 선명한 경계선을 그리면, 그곳을 맞히기 위해 실제로 우리 존재의 바로 정수라고 할 수 있는 우리의 모든 에너지를 집중할 수 있을 텐데, 왜 그렇게 하지 않는 거죠? 그러다 실수하면 원인을 분석하고 다시 과녁을 조정하고 한 번 더 시도하면 됩니다. 이런 연습을 계속하면 명중률은 반드시 더 높아질 테고요.

애초에 겨누기를 할 수 없다면 명중률은 높아질 수 없습니다. "완벽해지려 하기보다는 발전하기 위해 노력하라"고 말하고 "규칙보다는 가이드라인이 중요하다"고 말하는 '애매모호한 과녁' 철학이 우리를 그렇게 만든 겁니다. 정확한 곳을 향해 제대로 겨냥하지 못하게 하고 있다는 얘깁니다!

만약 경기가 처음부터 불리하게 조작되어 있다면 저는 그냥 가만히 앉아서 밥주걱으로 머리통을 계속 내려치고 있을 수밖에 없는 걸까요? 말도 안 되죠! 저는 주걱으로 때려 상처가 난 머리통을 움켜쥐고 응급실로 달려갈 생각은 추호도 없습니다. 저는 저만의 식단 과녁을 정확히 겨냥할 겁니다. 전 과녁의 중심이 어디인지도 정확히 알고 있습니다. 설령 한 번 망쳤더라도 그다음에 다시 시도할 거예요. 마음속 모든 의심, 불안을 몰아내고 목표에 집중하기 위해 제가 찾은 유일한 방법이 그것이니까요.

제 안의 꿀꿀이는 이런 계획을 아주 싫어합니다. 그 덕분에

아주 큰 확신을 얻었죠. 저와 꿀꿀이, 둘 중 하나가 고통을 겪어야만 한다면, 그게 누가 될지는 여러분도 이미 알겠죠!

신중히 결정한 식단계획에서 벗어난 한 입은 틀림없이 폭식입니다. 하지만 쓰레기 같은 음식을 한 입 먹은 사실을 깨달은 그 순간, 즉시 행동을 멈추고 바로 제자리로 돌아오면 괜찮습니다. '계획에서 어긋난 일을 저질렀으니 실컷 먹어버리자'라는 논리는 순전히 꿀꿀이의 생각이므로 무시해버리세요.

덧붙여, 아예 한 입도 먹은 적이 없다면, 논란의 여지도 없는 문제고요.

하지만 여러분이 식단조절 과정을 분석할 때, 작은 실수와 본격적인 음식 파티는 구분해야 할 필요가 있습니다. 여러분은 두 번 다시 쓰레기 같은 음식을 먹지 않을 수 있습니다. 그럼에도 불구하고 실제 상황에서는 대부분이 서너 번씩 무너지고 일어서기를 반복하죠.

이런 관점에서 지난 일을 반성하고 다음과 같이 말하는 자세는 식이조절에 매우 큰 도움이 됩니다. "조만간 다시 폭식하게 될지도 몰라. 하지만 예전보다 난 훨씬 덜 먹게 될 거야." 실제로 네버 빈지 어게인 비법을 실천한 사람들 대부분은 본격적인 광란의 음식 파티를 하는 횟수가 확연히 줄었다고 증언했습니다.

그러므로 안 좋은 음식을 몇 입 먹고 식단계획에서 벗어난

'작은 실수'를 했을 때와 '꿀꿀이가 제멋대로 날뛰며' 엄청난 칼로리의 음식을 아귀아귀 먹게 되었을 때는 같은 상황이 아님을 꼭 기억하면 좋겠군요.

식단계획을 지키는 중인지, 식단계획에서 벗어난 것인지 그 사이의 선을 애매하게 정해놓지 마세요. 그러면 바로 구멍이 생겨 꿀꿀이가 뛰어들게 될 겁니다. 식단계획이 너무 엄격하다고 생각되면, 지금 바꾸세요!

식단계획을 바꾼다는 개념에는 커다란 역설이 담겨 있습니다. 우리는 식단조절에 성공하기 위해서 시작할 때부터 계획을 100퍼센트 믿고 따르겠다고 선언했었죠. 계획에 아주 작은 구멍이라도 남아 있다면 꿀꿀이가 비집고 들어와 결국에는 계획 자체를 망쳐버리고 폭식 파티로 이어질 가능성이 컸기 때문입니다.

다른 한편, 식단계획의 모든 과정에는 실험과 학습이 바탕이 되어야 합니다. 우리에게 맞는 새로운 방법이 있다면 과정에 포함하고, 실수로부터 배울 점도 찾아야 하고요.

시간에 따라 진화하는 식단계획이 가장 좋은 계획이기 때문에 상황에 따라 유연하게 적용할 수 있어야 합니다.

진지한 반성 후에 변경하기

몇 주 전에 있었던 일입니다. 저의 주치의가 새로 발표된 연구논문 하나를 알려주었는데, 기존 주장과는 달리 과일은 지방이 많은 식품과 함께 섭취하면 더 빠르게 신진대사를 일으킨다는 내용의 논문이었습니다. 그 말은 곧, 제가 지켜온 '과일을 먹을 때는 반드시 견과류를 함께 먹는다'는 규칙이 사실은 역효과를 내고 있음을 의미했죠. 본래 규칙의 의도는 혈당 부하지수를 낮게 유지하고, 유전적으로 높은 중성지방 수치를 낮추기 위해서였으니까요.

논문대로라면, 이 규칙을 고수하는 일은 바보 같은 짓이었어요. 아무리 제가 규칙을 꼭 지키겠다고 맹세했다 하더라도 말이죠.

비슷한 사례로, 좋지 않은 음식인데도 사람들이 꿀꿀이죽으로 분류하기를 망설이는 경우도 있습니다. 대형 식품회사들이 엄청난 비용을 들여 뇌의 보상중추를 강하게 자극하는 저렴한 음식을 개발하고, 그럴듯한 포장으로 우리를 유혹하기 때문에 이런 일이 벌어집니다. 꿀꿀이들은 변형된 형태의 규칙을 끝도 없이 제안하며 그 음식을 조건부 허용 항목에 놓자고 끈질기게 조릅니다. 녀석은 한 번만 기회를 주면 "이번에는 규칙을 따르겠다"고 말합니다.

식사시간에 누릴 수 있는 기쁨이 가능하면 크기를 바라는 마음은 다들 똑같으리라 믿습니다. 그리고 실제로 먹으면서 즐길 수 있는 요소가 많아야 좋은 식단이라고 할 수 있고요. 그래서 우리는 여러 번의 실험을 통해 고유의 건강한 욕구와 독성이 있는 쾌락을 좇는 꿀꿀이의 충동을 가려내야 합니다.

진지한 반성을 통해 언제라도 우리는 식단계획을 바꿀 수 있습니다. 하지만 꿀꿀이는 절대 그러지 않겠죠!!

두 번 다시는 바꾸지 않을 것처럼 착실히 따르던 식단계획이라 할지라도 바꿔야 할 합리적인 이유가 생기면 상황에 맞게 식단계획을 조정해야 합니다.

꿀꿀이는 어떻게 해서든 폭식이 이성적인 행동인 것처럼 우리를 설득하기 위해 할 수 있는 건 뭐든 할 거예요. 그렇기 때문에 식단의 변화가 꿀꿀이 때문인지 아닌지 확인하기 위해 식단계획을 변경하기 전 다음 질문을 스스로 던져보기 바랍니다.

- '되돌아가야' 할 때를 대비하여 기존 식단계획표를 잘 보관하고 있나요? 꿀꿀이는 마음껏 먹을 수 있는 무정부 상태를 좋아합니다. 법률을 폐지해야 하는 상황에서도 본래의 '법규'를 지키고 보호하는 일은 꿀꿀이가 아닌, 사람이 해야 할 일이죠.
- 변경할 사항에 대해 종이에 적고 충분히 시간을 들여 생각해보았나요? 꿀꿀이는 계획의 대부분을 서둘러 바꿔야 한다고 주장

네버 빈지 다이어트

합니다. 왜냐하면 바꾸려던 것들에 대해 우리가 오래 고민하면 자기가 바라던 대로 결정되지 않을 가능성이 크다는 사실을 알기 때문입니다. 사람들은 법 개정을 곰곰이 반성하고 분석해야 할 심각한 문제로 여깁니다. 사람들은 지혜롭고 건강한 선택을 위해 만족감을 보류할 줄 알지만, 꿀꿀이는 즉석의 쾌락을 위해 조속한 변경을 원하죠.

○ 변경사항 자체를 매우 세부적으로 다루고 있나요? 일반적으로 말해 식단계획은 시간이 지나면서 법처럼 천천히 그리고 명확하고 구체적으로 향상됩니다. 하지만 꿀꿀이는 사실상 맹렬하고 충동적이기 쉬운, 애매하게 조율된 변화에 찬성할 거예요.

○ 계획을 바꿔야 하는 이유, 즉 변경사항 자체가 아니라 바꾸려는 이유를 자세하고 정확하게 표현할 수 있나요? 설명하기 어려운 변화는 꿀꿀이에게 조종당해 결정했을 가능성이 큽니다. 꿀꿀이가 주로 하는 대답은 "맛있으니까"인데, 매우 유치하고 원초적인 이유죠. 꿀꿀이는 분명하게 설명할 수 없는 것을 좋아합니다. 그러므로 계획을 바꾸기 전, 새로운 변화로 인해 몸의 영양 상태, 행복과 편안함의 정도가 향상될 수 있는지 스스로에게 물어보기 바랍니다. 계획을 바꿔야 할 이유에 대해 자세히 설명하고, 그중에 꿀꿀이의 꽥꽥 소리가 몰래 끼어든 곳은 없는지 확인하세요.

○ 계획 변경이 꼭 필요하다고 확신하나요? 폭식하게 된 이유를

살펴보면 식단계획 자체에 문제가 있는 게 아니라 단순히 꿀꿀이의 단순 공격, 즉 미처 인식하지 못한 꿀꿀이의 꽥꽥 소리인 경우가 대부분입니다. 하지만 폭식과 연관된 감정과 생리학적 혼란 때문에 어딘가 크게 잘못됐다고 느끼기 쉽죠. 그럴 때는 기존의 식단계획을 다시 시작하고 100퍼센트 철저히 지키는 것이 더 바람직하지 않을까요?

- 폭식을 한 직후에 계획 변경을 고려 중이라면, 우리 몸이 꿀꿀이죽의 직접적인 영향에서 벗어날 때까지 충분한 시간적 여유를 가졌나요? 꿀꿀이죽이 완전히 사라지기까지는 며칠이 걸릴 수도 있어요. 그동안 우리의 생물학적 기아 메커니즘은 꿀꿀이 때문에 일시적으로 붕괴된 상태입니다. 그러니 몸이 하는 말을 믿어서는 안 됩니다. 그럴 때는 의식적으로 건전한 음식을 선택할 수 있도록 특별한 관리를 받아야 합니다.

- 폭식을 한 직후가 아니라고 해도 최소 2~3일의 시간 여유를 갖고 위의 질문들을 천천히 생각해보면 어떨까요?

위의 질문들에 모두 성공적으로 답했다면 계획을 바꾸려는 주체는 꿀꿀이가 아니라 여러분이 거의 확실하군요. 그렇다면 자신감을 갖고 계속 진행하도록 하세요.

꿀꿀이의 꾐에 넘어간 경우만 아니라면 식단계획은 얼마든지 바꿔도 좋습니다. 또한 식단계획을 수정하는 일 자체가 역

네버 빈지 다이어트

설적으로 보인다 해도 두려워 말고 원하는 대로 조정할 줄 알아야 하고요.

계획을 수정하려는 주체가 꿀꿀이가 아니라 내가 맞는지 확인하고 싶다면 앞의 질문들을 활용하기 바랍니다!

2부

Never
Binge
Again

자존감을
지키면
건강해진다

자신에 대한 믿음을 가져라

공개적으로
날짜를 세지 마라

우리 문화는 중독 문제를 다룰 때 기간을 확인할 것을 강조합니다. 그러다 보니 알코올 중독자가 마지막으로 술을 마신 후 정확히 얼마나 오래 참았는지를 확인하는 것처럼, 먹는 걸 좋아하는 사람들도 마지막으로 폭식을 한 게 언제였는지 기록하고 싶은 마음이 생길지도 모르겠군요.

새로운 습관에 익숙해지려면 처음 90일 정도는 음식 섭취에 대한 흐름을 추적하고 기록하는 일이 확실히 도움이 됩니다. 하지만 식단 문제를 여러 사람에게 인정받으려 하는 것은 큰 실수라고 저는 생각합니다.

그 이유는 이렇습니다. 마지막으로 폭식을 한 후 며칠, 몇 달, 몇 년이 지났는지 공개적으로 날짜를 세는 일은 광장에 나가 법을 지킨 기간을 큰소리로 외치는 일과 같아요. 우리 사회에서 법은 법이기 때문에 사람들은 당연히 모두가 법을 따르기를 기대하죠. 법을 지켰다고 메달을 주지는 않잖아요!

수치심을 폭식으로 이끄는 속임수

사고실험을 해봅시다. "저는 신호 위반을 한 지 3주가 지났어요" 또는 "은행에서 강도질을 한 지 1년이 지났습니다"라고 선언하는 사람이 있다고 상상해보는 거예요. 날짜를 공개적으로 세는 일이 왜 우스꽝스러운 행동인지 여러분도 알겠죠?

안타깝지만 기간을 확인하는 일은 단지 바보 같기만 할 뿐 아니라 실제 부작용까지 낳고 있습니다. 이런 행동은 곧, 우리가 식단조절에 관해 불안하고 이중적인 태도를 지니고 있다고 꿀꿀이에게 신호를 보내는 꼴이 되기 때문이죠. 더 심각한 건, 우리의 사회적 정체성이 각자가 지닌 능력, 포부, 목표가 아닌 음식 문제를 중심으로 형성된다는 사실입니다.

빨간불에 신호를 위반한 후 다시 교통신호를 잘 지킨 기간이 얼마인지 여러 사람에게 공개할 필요가 없는 것처럼 여러분이 마지막으로 폭식을 저지른 후 폭식을 참은 기간이 얼마나 지났는지 공개적으로 선언해야 할 이유도 없습니다.

네버 빈지 다이어트

우리는 일정 기간 법을 잘 지킨 사람에게 메달을 주고 표창하지 않죠? 법 준수는 사회적 권리, 그중 무엇보다 중요한 자유를 누리기 위한 당연한 의무니까요.

공개적으로 날짜를 세는 것은 꿀꿀이의 방식입니다. 우리의 사회생활이 꿀꿀이죽을 중심으로 돌아가게 하고 언제든 실수하면 창피와 수치심을 느끼게 하려는 의도가 담겨 있죠. 그리고 창피와 수치심은 '기분이 좀 나아지게' 하려고 또 다른 폭식으로 이어지고요.

공개적으로 날짜를 세다 보면 폭식하지 않을 능력이 마치다른 사람이 우리를 보는 시선과 관련이 있는 것처럼 생각하게됩니다. 하지만 우리에게 필요한 건 식습관을 영원히 조절할수 있다는 자신에 대한 믿음인데, 그런 자신감을 남에게 의존해 얻어낼 수는 없습니다.

또한 90일을 넘겨 기간을 세는 행위는 꿀꿀이에게 "시간의무게 때문에 나는 조만간 무너지고 말 거야"라고 일러주는 꼴이나 다름없어요. 그에 반해 어떤 행동이 평생 습관으로 자리잡히면 우리는 습관을 유지한 기간이 얼마나 되는지 생각해볼필요도 없이 쉽게 행동을 이어나갈 수 있죠. 그러므로 꿀꿀이에게 '식단계획은 내가 평생 지켜나갈 약속이며, 나는 두 번 다시 폭식하지 않을 것이다'라는 점을 분명히 해두기 바랍니다. 그러지 않으면 꿀꿀이는 우리에게서 달력을 넘겨받아 감옥에서 나갈 날만 손꼽으며 날짜를 세고 있을 테니까요. 꿀꿀이는 달력을 가질 자격이 없습니다.

우리는 이미 수년간 꿀꿀이의 말에 귀를 기울이며 그에게 시민으로서 자격이 있는지 증명할 시간을 충분히 주었습니다. 하지만 꿀꿀이가 한 일이라고는 우리가 세운 최선의 계획과 목표를 망친 게 전부였죠. 늘 해로운 욕구를 마음속에 품고 보상에 만족하지 못하는 꿀꿀이 녀석은 우리 안에 영원히 가둬두세요!

교통신호를 위반한 뒤 얼마나 오랜 시간이 지났는지 인정받기 위해 여러분이 마을 광장에 서는 일은 없을 겁니다. 다른 사람에게 인정받게 해주고 자신에게 메달을 걸어줄 그런 '시계'는 없으니까요.

꿀꿀이는 우리의 삶 전체가 마지막 꿀꿀이죽의 순간으로 정의되기를 바랄 겁니다. 하지만 자신을 존중하는 객관적이고 균형 잡힌 시각에서 보면 식단계획의 준수는 시민으로서 지극히 정상적이고 당연한 일입니다. 대중에게 박수받고 칭송받을 일이 아니죠.

타인의 인정에서 자신의 가치를 얻으려 하는 것은 꿀꿀이가 바라는 대로 게임판을 짜주는 것이나 다름없어요. 우리가 실수한 순간 꿀꿀이는 이렇게 말하겠죠.

"너, 실수했지! 그동안 힘들게 사람들의 인정을 얻어냈는데, 한순

간에 다 잃게 생겼군. 하지만 이미 엎질러진 물인 걸 어쩌겠어? 이
미 망신당할 건 다 당했어. 그래도 우리가 할 수 있는 멋진 일이 하
나 남았잖아, 안 그래? 맛있는 거 먹으러 가자, 가자, 가자!!! 계획은
내일부터 다시 시작하면 되니까 지금은 날 좀 풀어줘. 신난다!!!"

-당신 안의 꿀꿀이가

우리의 결정은 법을 준수하는 시민, 즉 폭식하지 않는 시민
이 되기 위한 것이지, 우리가 어떤 식단계획을 세우고 얼마나
오래 지켰는가는 남들이 알 바 아닙니다.

논지를 이해하기 쉽도록 사고실험을 하나 더 해볼까요? 여
러분이 빨간불에 신호를 위반하고 차를 운전했다고 가정해봅
시다. 한 번 신호를 위반하면 이후에는 신호등을 만날 때마다
위반해도 되는 자격이라도 생기나요? 당연히 아니죠!

마지막 신호에서 어떻게 행동했건 빨간불이 나오면 멈추는
것은 당연합니다. '빨간불에 가속하는 병'이 생겼다고 해서 일
반적인 교통규칙을 지킬 의무가 사라지진 않습니다. **한 번의 실
수가 법을 무효로 만들지는 않습니다.** 무슨 일이 벌어지고 또 벌어
져도 여러분의 식단계획은 여전히 지켜야 할 법입니다. 법은
법이고 꿀꿀이는 법과 함께 살아야 합니다. 영원히.

90일이 넘었는데도 날짜를 세는 일은 어떤 작은 실수라도
부풀려 본격적인 폭식 파티를 해보려는 꿀꿀이의 속셈입니다.

폭식에 대한 두려움이 생기는 원인

하지만 여전히 식욕을 자제하는 능력을 확인할 증거로 날짜 세기를 활용할 수 없어서 자꾸만 불안이 밀려온다면 어떻게 하면 좋을까요?

결국, 식단계획은 신성한 맹세입니다. 그러니 법을 어기고 싶은 충동을 심각하게 여기듯, 식단계획을 지키는 일에 관해 생기는 불안한 마음도 심각하게 받아들여야 합니다. 그러므로 계획을 영원히 지키는 능력에 대해 자꾸만 불안하고 의심스러운 마음이 든다면 제일 먼저 그 원인을 확인하고 자신감을 되찾기 바랍니다.

폭식에 대한 두려움이 생기는 원인은 무엇일까요?

첫째, 꿀꿀이의 꽥꽥 소리를 내 생각으로 오인했기 때문이에요. 스스로 이렇게 질문해보세요. "꿀꿀이는 내가 폭식하게 하려고 어떻게 나를 설득할까? 어떤 이유를 댈까?" 이 질문에 아주 자세하게 답해야 해요! 미래의 나를 위해 예방주사를 놓는다 생각하고 꽥꽥 소리를 분명히 설명하세요. 꽥꽥 일지에 적어두는 것도 좋은 방법이에요. 꿀꿀이의 꽥꽥 소리는 냉정하게 생각할 때 힘을 잃습니다.

둘째, 식단계획의 애매한 영역에 꿀꿀이가 몰래 끼어들었기 때문이에요. 이런 경우라면 앞의 '식단계획은 원하는 대로 바꿔라'에서 자세히 설명한 대로 식단계획을 검토하십시오.

폭식에 대한 두려움은 사실 폭식하려는 꿀꿀이의 계략이 다른 형태로 나타난 것입니다. 녀석을 우리에 넣고 나오지 못하게 하세요!

중요한 것은 여러분이 자신의 식단계획에 대해 100퍼센트 완벽하게 안심할 수 있는지 여부이고, 더 중요한 것은 자신에게 그것을 지킬 능력이 있다고 확신하는지 여부입니다. 아니라면, 꿀꿀이의 꽥꽥 소리를 찾아 무시하는 방법이나 식단계획을 조심스럽게 바꾸는 방법 둘 중 하나를 택해야 하죠. 다른 선택은 없어요!

그런데 많은 이들이 자기 계획에 100퍼센트 자신 있다고 느끼기 전까지는 식단계획을 시작하지 않는다는 점도 주의해야합니다. 이런 사람들은 자신의 감정과 꿀꿀이의 감정을 혼동하고 있다고 할 수 있죠.

꼭 100퍼센트 자신감을 느낄 필요는 없습니다. 단지 건전한 정신에서 충분한 동기로 명명백백한 계획을 짰고, 그 계획은 당시에 짤 수 있는 최선이었다는 사실을 머리로 받아들일 수만 있으면 됩니다. 그런 다음 100퍼센트 자신감을 가지고 계획을 실천하고, 그 외의 생각과 감정은 꿀꿀이의 의견이니 모두 거부하겠다고 선언하세요. 일단 도전해야 합니다!

책 첫 부분에서 네버 빈지 어게인은 '심리 기법'이라고 말했던 것은 이런 이유에서였습니다. 네버 빈지 어게인은 내 안에 사는 날씬쟁이와 뚱뚱보 사이에 선명한 선을 긋고 꽥꽥 소리를 듣기 위한 방법이죠.

또 네버 빈지 어게인은 게임이라고도 할 수 있어요. 주의를 흐트러지게 하는 실패 가능성을 모조리 막고, 에너지를 100퍼센트 집중시켜 목표를 이루는 게임입니다.

자, 이제 우리는 의심과 불안감으로 인해 능력이 새어나가지 못하게 막아야 합니다. 그러기 위해 다음 장에서는 박탈감을 보는 새로운 관점에 대해 제시하려 합니다. 잘 알겠지만, 꿀꿀이들은 우리에게 박탈감 때문에 영원히 괴로울 거라고 말하죠. 하지만 사실 이 개념에는 겉으로 드러난 것보다 더 많은 사실이 담겨 있거든요.

박탈감의
함정을 피하기

"두 번 다시 폭식하지 않겠다는 건 불가능해. 박탈감이 너무 심해서 결국엔 포기하고 나한테 먹을 걸 주게 될 거야. 뭘 기다려? 맛있는 거 좀 먹자!!!"

-당신 안의 꿀꿀이가

"이거 봐라, 이거 봐. 너 지금 기분이 엄청 안 좋구나. 기운 나는 음식이라도 좀 먹자. 그럼 기분이 훨~씬 좋아질 거야!"

-당신 안의 꿀꿀이가

박탈의 두 가지 유형에 대해 처음 언급한 사람은 지닌 로스 Geneen Roth 라는 다이어트 전문가입니다. 박탈의 두 유형 중 하나는 뭔가를 갖지 못함으로써 빼앗기거나 잃게 되는 경우이고, 다른 하나는 뭔가를 가짐으로써 빼앗기거나 잃게 되는 경우입니다.

박탈감을 느끼는 건 꿀꿀이다

우리가 이 두 가지 형태 중 하나를 의식적으로 선택하는 경우는 매우 드물며, 두 번째 유형의 박탈이란 게 있는지조차 알지 못하는 사람도 무척 많습니다.

쉽게 설명하기 위해 '두 번 다시 도넛을 먹지 않겠다'라고 다짐한 경우를 예로 들어보겠습니다(여러분에게 도넛을 먹지 않는 규칙을 정하라는 게 아닙니다). 만약 앞으로 절대 도넛을 먹지 않겠다고 했다면, 남은 생애 동안 여러분은 도넛의 맛, 씹을 때의 질감, 혀에 닿는 느낌을 다시 경험하는 일은 없을 겁니다. 도넛을 먹는 기쁨은 절대 누릴 수 없겠죠. 도넛을 사랑하는 꿀꿀이에게는 죽음보다 더한 고통이 될 게 분명합니다.

하지만 도넛을 계속 먹기로 결심했다면, 여러분은 '두 번 다시 도넛을 먹지 않음으로써' 누렸을 혜택을 모두 빼앗기게 될 겁니다. 이런 것들을 말이죠.

◦ 여러 가지 꿈, 또는 꿈에 가까운 무엇을 실현할 가능성

- 군살을 빼고 얻는 '존재의 가벼움'
- 규칙적이고 건강한 영양 섭취로 얻게 될 활력
- 정상적인 혈당수치를 유지하며, 혈당으로 인한 무력감을 느끼지 않는 삶
- 도넛을 두 번 다시 먹지 않을 자제력을 지녔다는 자신감
- 통증 없이 건강하고 활기차게 보낼 노년

특히, 노년에 건강을 잃는다면 인생의 마지막을 뇌졸중, 심장마비 등으로 거동도 못 하고 누워서 보내게 될지도 모릅니다.

꿀꿀이는 우리가 박탈감의 단기적 영향에만 집중하기를 바랄 거예요. 녀석은 꿀꿀이죽이야말로 인생에서 누릴 수 있는 유일한 즐거움이라고 정말로 믿고 있으니까요. 하지만 특정 식습관을 유지해서 잃게 되는 것들의 목록은 위의 예보다 더 길고, 심지어 훨씬 더 고통스러울 수도 있습니다!

이러한 통찰력을 이용하고 싶은 사람은 두 가지 선택지를 충분히 비교하기만 하면 됩니다. 특정 음식(또는 식습관)을 계속 유지했을 때와 그것은 꿀꿀이죽이라고 명시했을 때, 각각 우리가 잃게 될 것은 무엇일까요?

꿀꿀이에게 먼저 한번 기회를 줘볼까요? 좋아하지만 이제는 끊어야겠다고 생각한 어떤 먹거리를 떠올려보세요. 꿀꿀이에게 우리가 그 음식을 두 번 다시 먹지 않을 때 잃게 될 것들의

목록을 최대한 길게 나열해보라고 하세요.

꿀꿀이가 우물쭈물하는 게 보이나요? 이런 상황에서 꿀꿀이가 내놓을 수 있는 대답은 맛과 편리함, 이 두 가지밖에 없기 때문이죠. 아, 꿀꿀이는 삶 자체를 잃게 될 거라고 말하는군요. 그렇게 좋아하는 음식을 먹지 않으면 굶어 죽는 건 시간문제라네요.

하지만 이쯤 하면 꿀꿀이도 압니다. 그 게임에서 자신이 졌다는 사실을요. 꿀꿀이가 할 수 있는 말은 고작 이런 것뿐이니까요. "맛이 정말 좋은걸" 아니면 "들고 다니면서 먹기 편하잖아."

꿀꿀이는 이런 과정을 생각만 해도 초조해질 겁니다. 문제 상황에 대해 우리가 내놓을 목록과 비교하면 자신의 주장을 뒷받침할 만한 근거는 정말 하찮기 그지없다는 걸 알기 때문이죠.

꿀꿀이는 우리에 가두고, 이번엔 우리의 목록을 써 내려가보자고요.

꿀꿀이죽을 절대 금지 항목으로 옮겨놓고, 우리가 얼마나 큰 박탈감을 느낄지 꿀꿀이가 떠드는 대로 실컷 말하게 놔둬보세요. 꿀꿀이가 하는 말을 받아적다 보면 녀석이 자기 얘기를 하고 있다는 게 명확해질 겁니다. 박탈감을 느끼는 건 우리가 아니라 꿀꿀이인 거죠.

그다음에는 꿀꿀이죽을 계속 먹었을 때 우리가 잃게 될 것들의 목록을 모두 적어보세요. 어떤 식단규칙이든 상관없이,

두 가지 형태의 박탈에 대해 충분히 정보를 얻고 생각한 뒤 나온 결정은 항상 우리에게 이로울 수밖에 없습니다. 사실을 적고 선택하세요.

꿀꿀이죽 없이 사는 평온함

저는 지금도 그날을 생생하게 기억하고 있습니다. 특정 상황에서 꿀꿀이죽을 계속 먹게 되면 무얼 잃게 되는지 처음 깨달은 날이었죠. 저는 야외활동을 무척 좋아합니다. 전문 산악인까지는 아니지만, 지난 12년간 꼭 한 달에 서너 번은 뉴햄프셔에 있는 화이트 마운틴 국립공원을 찾아가 하이킹을 즐겼죠.

살찔 걱정은 내려놓고 꿀꿀이죽을 얼마든지 실컷 먹을 수 있었기 때문에 꿀꿀이도 하이킹을 싫어하지는 않았습니다. 정크푸드를 가방 가득 채우고 1500미터가 넘는 높은 산을 오르는 게 저의 취미였어요. 등산을 하기 전과 후, 하는 동안, 저는 먹을 걸 사기 위해 마트를 수시로 들락거렸고요.

꿀꿀이는 꿀꿀이죽이 든 큰 가방이 없다면 등산을 할 이유도 없다고 저를 설득했습니다. 지도, 컴퍼스, 헤드램프, 그리고 생존에 꼭 필요한 다른 등산도구만큼이나 음식은 필수였죠.

그러던 어느 날, 박탈의 두 가지 유형에 대한 글을 읽고 난 후, 저는 정크푸드 없이 하는 등산이 어떤 건지 그동안 모르고 있었다는 사실을 깨달았습니다. 단 한 번도 그렇게 한 적이 없었으니까요. 내가 무얼 잃었을까 궁금해지더군요. 그래서 평소 가지고 다니던 스낵과 인스턴트식품들을 전부 빼고 유기농 채소와 블루베리를 가방에 넣었습니다. 보온병에는 녹차도 담고 가공하지 않은 견과류도 한 봉지 챙겼죠.

과연 어떤 일이 벌어졌을까요? 이전에는 전혀 느껴본 적 없던, 믿을 수 없는 평온함이 저를 찾아왔습니다. 숲속을 걸으면서 저는 정말로 숨을 쉬고 있다고 느꼈고 흐르는 물소리를 들었고 경치를 감상했고 갑자기 튀어나온 동물을 반갑게 마주했습니다. 세상을 '제대로 사는 것'이 어떤 감정인지 느꼈던 제 인생 최고의 날이었어요. 그때 이후로 그 감정은 꿀꿀이의 어떤 유혹보다 강력하게 자신을 바꿀 수 있는 원동력이 되었죠. 그런 기분은 며칠이나 계속되었습니다.

잠을 푹 자게 되었고 일하다가 '긴급 상황'이 생겨도 덜 민감하게 반응했습니다. 더 좋은 마음으로 고객을 대했고요. 그러다 보니 문제도 쉽게 해결되는 듯했어요. 여느 때보다도 현재를 충실히 살고 있다고 느꼈습니다.

그리고 이런 경험을 통해 등산을 할 때마다 정크푸드를 사야 한다고 꼬드겼던 게 꿀꿀이라는 것을 깨달았죠. 꿀꿀이 녀석의 거짓말 때문이었다고요! 사실 저는 본래의 제 모습을 계

　　　　　　　　　　　네버 빈지 다이어트

속 박탈당한 채 살고 있었던 거죠.

그때 이후로 저는 깨달았습니다. 만족감은 아주 가까이에 있지만, 정말로 원하는 사람만 그걸 얻을 수 있다는 사실을요. 슬프게도 꿀꿀이는 우리가 만족하며 살지 못하게 못된 짓을 계속하는데도 사람들은 꿀꿀이를 그냥 내버려두더군요. 이런 사실에 저는 몹시 화가 났습니다. 꿀꿀이를 우리에 가두고 못 나오게 할 수 있는데 도대체 왜 사람들은 계속 폭식을 하며 살까요!?

꿀꿀이는 제가 꿀꿀이죽 없는 하이킹은 잔인한 고문과도 같다고 믿으며 그로 인해 박탈감을 느끼기를 바랍니다. 하지만 사실 저는 달콤한 맛에 정신이 팔려 정말 중요한 것을 잃으면서도 그 사실을 모르고 있었던 거죠.

이제 여러분도 겨우 제정신을 차렸다면 어서 가서 나무를 꼭 껴안아주세요. 그동안 여러분을 괴롭혔던 그 음식은 영원히 먹지 마시고요. 지금껏 우리는 중요한 걸 놓치고 있었어요. 중요한 사실은, 박탈에는 두 가지 유형이 존재하며, 둘 중 어떤 것을 고르든 그건 100퍼센트 우리의 자유라는 것입니다. 하지만 선택을 할 주체는 꿀꿀이가 아니라 우리죠.

꿀꿀이는 이렇게 말할 겁니다. "이런 식단규칙을 더는 지킬 수 없어. 박탈감이 너무 심하잖아." 그럴 때는 잠시 멈추고 스스로 질문을 던져보세요. 꿀꿀이가 우리에게서 빼앗으려고 하는 게 무엇인지.

방탕하게 살다가 일찍 죽을 것인가
천천히 즐기며 살 것인가

마지막으로 중요한 것이 하나 더 있습니다. 규칙을 만든 사람은 우리예요. 그러니 최선의 식단계획을 만들었고, 영원히 지키며 살 수 있다는 확신을 가지세요. 식단계획을 통해 단기적인 쾌락과 장기적인 목표 사이에서 최선의 균형을 유지하는 동안 여러분은 바라던 몸을 얻고, 꿈도 이룰 수 있을 거예요. 우리가 세운 모든 규칙은 이 두 가지 사이의 타협안입니다. 어느 지점에서 선을 그어야 할지 결정할 사람은 자기 자신뿐이죠. 자유란 그러라고 있는 것 아닌가요?

이 주제는 또 다른 시각으로도 볼 수 있습니다. 우리는 '뜨겁게 살다가 젊어서 죽을'* 것인지, '길고 가늘게 살' 것인지 사이에서 매일 선택을 해야 합니다. 여러분은 내일의 삶을 미리 끌어다가 더 화끈한 오늘을 살고 싶나요? 아니면 단기적인 쾌락

---

* 1949년 영화 『아무 문이나 두드려라Knock on Any Door』에 등장하는 배우 존 데릭John Derek의 대사에 처음 등장해 유명해진 말로, 영화의 원래 대사는 이것입니다. "뜨겁게 살고 젊어서 죽자. 그래서 잘생긴 시체를 남기자."

은 포기하고 장기적 목표를 성취하며 살고 싶나요?

자유국가에 사는 우리는 <u>스스로</u> 원한다면 내일의 고통과 오늘의 즐거움을 맞바꿀 권리가 있습니다. 사실 그럴 자유를 얻기 위해 투쟁하기도 했고요.

그런데 문제는 사람들이 이렇게 중요한 일을 꿀꿀이가 결정하도록 내버려두어 정작 스스로는 선택을 해본 경험이 없다는 사실입니다. 또한 오랜 기간 꿀꿀이가 원하는 식이를 해왔기 때문에 매우 중요한 음식 문제에 관해 충분히 정보를 얻고 결정을 내릴 기회도 갖지 못했었고요.

누군가는 이렇게 말할지도 모릅니다. "지금 난 순수한 쾌락을 느끼기 위해 조금은 방탕하게 살기로 했어. 어쩌면 이런 선택으로 인해 더 젊은 나이에 죽을 수도 있고 말년에 고생할 수도 있다는 사실을 아주 잘 알고 있어. 하지만 난 성년이고 정신도 멀쩡해. 이런 의식적인 선택을 내릴 능력이 충분하다고." 저는 이 의견에 동의하진 않지만, 그렇게 말할 권리에 대해서는 열렬히 지지합니다.

그런데 여기서 주의할 점은 사람들이 이런 교환을 의식적으로 하지 못하는 경우가 매우 많다는 것입니다. 꿀꿀이와 사회가 우리의 눈을 가리고 있기에 상황을 제대로 보고 선택하지 못한다는 뜻이죠.

자유에 대한 궁극적인 책임은 방탕하게 살다가 일찍 죽을 것인지, 가늘지만 긴 삶을 천천히 즐길 것인지 선택하는 일입니다. 하지만 특정 식단규칙을 결정하기 전에, 반드시 한 번쯤은 천천히 즐기는 삶이 어떤 삶인지 경험할 기회를 자신에게 주기 바랍니다. 그렇게 양쪽의 장단점을 모두 알아야 옳은 선택을 할 수 있으니까요.

식품회사의 상술에
휘둘리지 말자

대략 15년 전 어느 날, 저는 식사 대용 곡물 바 회사의 성공한 임원이었던 친구 테드*와 마케팅 비법에 관해 이야기를 나누다가 매우 흥미로운 얘기를 듣게 되었습니다. 테드는 식품에서 비타민 성분을 제거해 맛을 더 좋게 하고, 동시에 포장을 더 영양가 있고 맛있어 보이게 디자인했더니 회사 매출이 눈에 띄게 급등했다고 말하더군요.

확실히 식품회사들을 사람들의 주의를 엉뚱한 곳으로 돌려 건강하게 먹고 있다고 생각하게 만드는 전략으로 많은 돈을 버는 듯했습니다. 제품 포장은 이런 분위기의 일부일 뿐이죠. 해

---

* 사생활 보호를 위해 친구의 이름은 가명을 사용했습니다.

로운 다른 첨가물에 주목하지 못하게 건강에 좋은 성분 한 가지를 강조하는 것 역시 기업들의 또 다른 상술입니다.

예를 들어, 무지방 식품이라도 당분 함량은 무척 높을 수 있다는 사실 정도는 여러분도 이미 알고 있을 겁니다. 하지만 '심장에 좋은 오메가 3'가 들어 있다고 홍보하는 제품 대다수에 엄청난 양의 나트륨도 함께 들어 있다는 사실도 알고 있나요? 기름 없이 구운 견과류는 기름과 설탕을 첨가해 구운 견과류에 비해 칼로리가 낮고, 지방 함량도 낮을지 모릅니다. 하지만 굽는 과정 자체에서 많은 양의 발암물질이 만들어진다면 어떨까요? '통곡물'이란 이름을 내건 제품도 상당 수준 정제과정을 거치는 경우가 대부분이어서 혈당을 높이고 당뇨 위험을 증가시킨다면 어떻겠습니까?(심지어 암을 유발할 수도 있다면?)

외부의 꿀꿀이, 식품회사의 상술

식품회사들이 사용하는 이런 제조 방법은 법적으로 전혀 문제가 없지만, 꿀꿀이의 최고 전략인 '혼동시켜 넘어뜨리기'와 다를 바 없어요. 지금도 마케팅 간부, 법률가, 컨설턴트, 식품 연구원 등 영리하고 지능적인 고액 연봉자들이 꿀꿀이에게 더 유리한 무기를 제공하기 위해 열심히 연구하고 있습니다. 슬프지만, 저 역시 그런 사람 중 하나였다는 사실을 알게 되었죠! 〈포춘〉 선정 500대 기업에 컨설팅을 제공한 대가로 제가 일했던 회사들은 모두 엄청난 돈을 벌어들였으니까요. 이 사람들은 도대체 왜 그런 일을 하는 걸까요? 그들에게 꿀꿀이는 정말 엄청난 가치가 있기 때문이죠!

하지만 감사하게도 식품회사들의 상술은 모두 의도가 빤히 들여다보여서, 여러분이 관점만 조금 바꾸면 간단하게 물리칠 수 있습니다. 구체적인 방법은 곧 말씀드리도록 하고요. 여러분이 자신을 속이지 않는 한, 건강을 맛·편의성·즐거움과 맞교환하는 데에는 전혀 문제가 없습니다. 그게 여러분이 정말로 원하는 것이라면 그렇게 해야죠. 충분히 정보를 얻어 의식적으로 한 선택이라면 두 번 다시 폭식하지 않을 능력에 영향을 미칠 일도 없을 거고요.

하지만 건강한 음식이 무엇인가에 관해서는 조금 조심스럽게 접근해야 할 필요가 있습니다. 왜냐하면 대부분의 사람은 건강한 식품에 관해 자기 나름의 결론을 내리기를 좋아하기 때문이죠. 그리고 자기만의 결론으로 모호하지 않은 기준선을 그린 사람이라면, 그 사람은 이미 식품회사들의 상술을 물리칠 면역력을 충분히 가졌다고 말할 수 있을 거예요. 우리는 건강한 식품이 무엇인지에 대해 남의 의견을 따를 필요가 없습니다. 100퍼센트 명확한 자기만의 기준이 있으면 됩니다. 이쯤에서 꿀꿀이가 우리를 부르며 말하는군요.

"친구, 잠깐만 기다려봐! 글렌이 자기만의 식단계획을 만들라고 그랬었잖아. 결정은 완전히 너한테 달렸다고 그래놓고 이제 와서 건강한 음식이 뭔지, 정크푸드가 뭔지 자꾸 떠들어대려 하고 있네. 이제 보니 거짓말만 하는 게 아니라 건강정보에 관해서는 자기가 무슨 최고 전문가인 양 굴고 있잖아? 봤지? 내가 뭐랬어! 이 사람이 하는 말은 전부 헛소리라니까. 왜 계속 시간을 낭비하고 있어? 세상에나. 우리 그냥 나가서 맛있는 거나 실컷 먹자, 응? 가자, 가자, 가자, 제발!?"

―당신 안의 꿀꿀이가

건강한 음식을 찾는 가장 간단한 방법
여러분의 식단계획은 전적으로 각자의 선택에 달렸습니다. 다만, 여러분이 고통스러운 실험을 덜하도록 조금 쉬운 길을 소개하려는 것뿐입니다. 제가 제공한 정보가 오히려 여러분의 독립적인 결정을 방해한다고 생각되면, 다시 말해 건강한 음식에 대해 자기만의 결론을 내리고 싶다면 지금부터 설명하는 부분은 읽지 않고 건너뛰어도 좋습니다.

인간에게 진짜 건강한 영양분은 가공처리를 하지 않은, 있는 그대로의 순수한 유기농 식품입니다. 그 외의 모든 식품은 맛·편의성·즐거움을 위해 사람이 만든 정제물질이죠. 예외는 없어요. 더 정제되고 맛이 좋고 편리한 음식일수록 그로 인해 얻는 혜택과 건강을 서로 맞바꾸게 될 가능성은 커집니다.

해로운 음식을 철저하게 조사해 목록을 만들기보다는 먼저 몸에 좋은 음식부터 짧은 목록을 만들어 시작하면 건강한 음식을 찾는 일이 훨씬 쉬워집니다. 해로운 음식 목록은 너무 길고 복잡해서 꿀꿀이에게 논쟁거리만 잔뜩 안겨주게 되니까요.

그렇다고 여러분에게 도인처럼 평생 흙과 돌만 먹고 살라는 뜻은 아닙니다. 맛·편의성·재미를 위한 식단계획을 만들어도 안 될 건 전혀 없어요. 대신 그렇게 했을 때 건강을 조금 잃을 수 있다는 사실은 충분히 알아야 합니다.

다만 식품회사가 만들어낸 유독한 식품이 실제 건강하다고 믿는 바보짓만은 하지 말기 바랍니다. 그건 정말 엄청난 불행의 씨앗이 될 거예요. 어떤 식단계획을 세우든, 식품회사들의 엄청난 재력을 등에 업은 꿀꿀이가 지속적인 집중 공세를 펴부을 텐데, 그것만큼은 허락하지 않겠다고 다짐하세요.

신선한 잎채소 vs. 쓰레기 음식

식품회사가 꿀꿀이를 돕지 못하게 막는 정말 결정적인 사실 하나가 있습니다. 우리가 사회 안에서 수십 년을 살았다는 것은 매 순간 꿀꿀이에게 먹이를 줄 수밖에 없는 환경에 살고 있다는 뜻이기도 해요. 여러분의 자연스러운 기아 메커니즘은 몸이 정말로 필요로 하는 것과 일치하지 않을 가능성이 크죠. 미각이 매우 둔감해진 상태니까요. 그래서 우리 뇌의 보상경로는 예전처럼 자연식품에 강하게 반응하지 않습니다. 보상중추를 더 강하게 자극하는 가공식품, 그리고 사회적으로 장려하고 있는 정크푸드를 달라고 요구하죠.

하지만 감사하게도 이런 반응은 완전히 뒤집힐 수 있습니다. 설탕을 적게 먹으면 과일이 더 달게 느껴질 거고요. 정크푸드(이미 이름부터 먹으면 안 될 음식이죠!)의 소비를 줄이면 자연스럽게 녹색 채소를 찾게 되는 자신을 발견하게 될 거예요. 하지만 이런 모든 과정을 억지로 해선 안 되고, 억지로 할 필요도 없습니다. 폭식을 완전히 끊어버리면 자연스럽게 나오는 결과이기 때문이죠. 담배를 끊고 나면 그동안 마셔본 적 없는 깨끗한 공기를 심호흡하게 되듯, 자연스러운 식품에 대한 본능도 되살아나기 시작합니다.

꿀꿀이에게 지배당한 생존 본능의 핵심에는 폭식이 삶 자체를 위해 기본적으로 필요한 것이라는 믿음이 존재합니다. 이런 믿음을 배려해주면 꿀꿀이는 당연히 자연이 제공하는 음식을 거부하겠죠. 하지만 꿀꿀이를 우리에 가두면, 이런 과정은 느리지만 확실하게 저절로 뒤집히게 됩니다.

꿀꿀이가 정말 싫어할 만한 것 하나를 마지막으로 제안해볼까요? 폐에 산소가 꼭 필요하듯, 우리 몸에는 유기농의 신선한 잎채소가 꼭 필요합니다. 그러므로 여러분의 생존 본능을 좀 더 빠르게 회복해서 정상적인 상태로 만들고 싶다면 식단에 채소를 추가하세요. 채소를 물과 함께 블렌더에 넣고 갈아 약 먹듯 마셔버리세요. 맛을 음미해야 한다는 생각은 버리고 그냥 섭취하면 됩니다. 유기농 잎채소를 먹어 쓰레기 음식이 몸에 들어올 공간을 없애버리는 거죠.

하지만 이 방법이 너무 싫다면 필수는 아니므로 억지로 무리할 필요는 없습니다. 식단에 무엇을 넣든 꿀꿀이만 우리에 가둬놓는다면 우리 몸은 자연스럽게 건강한 식품 쪽으로 끌리게 될 테니까요.

제가 이렇게 확신하는 이유는 여러분이 자연스럽게 꿀꿀이를 우리에 가두기로 선택할 장소가 유독한 쾌락의 부작용을 경험했던 장소와 같은 곳이기 때문입니다. 여러분이 식단에서 유독한 쾌락을 점점 더 많이 거둬낼수록 여러분은 건강한 식사로부터 영양소를 얻는 쪽으로 자연스럽게 끌려가게 될 겁니다. 담배를 끊어 폐에 유독한 연기가 들어가지 않으면 신선한 산소를 들이마실 수밖에 없듯이 영양소를 얻는 것도 자연스러운 일이지요.

담배를 끊으면 신선한 공기를 천천히 깊게 들이마시게 되고 그로 인해 더 편안한 기분을 맛볼 수 있습니다. 이런 연습을 하지 않는다고 담배를 끊지 못하는 것은 아니지만, 연습한다면 사는 게 훨씬 쉬워지겠죠. 이와 비슷하게 지긋지긋한 채소를 먹지 않고도 꿀꿀이를 지배할 수 있습니다. 하지만 채소를 먹는다면 과정도 훨씬 빨라지고 삶도 더 쉬워질 겁니다. 제가 하고 싶은 말은 다 한 것 같네요!

"고맙지만 괜찮아"라고 거절하자

최근 몇십 년 사이 심리학자들은 인간의 자아 개념은 타인이 자신을 바라보는 시각과 매우 긴밀히 연결되어 있다는 사실을 발견했습니다. 이 말은 곧, 타인의 눈에 비친 자기 모습을 보기 전까지는 누구도 자신이 누구인지 알 수 없다는 뜻이죠. 그러다 보니 우리는 마치 자신의 가치도 다른 사람의 생각, 감정, 의견에서 나오는 것처럼 여기게 되었습니다.

자아 개념이 사람 사이의 관계에서 영향을 받는다는 말은 부정할 수 없을지 모르지만, 문제는 꿀꿀이가 이런 생각을 터무니없는 극단으로 끌고 가려 한다는 데 있죠. 꿀꿀이는 사랑하는 사람이 우리가 세운 식단계획에 대해 아주 조금이라도 부정적인 의견을 보이면 그것이 폭식의 원인이 될 수 있다고 우깁니다.

다시 말해 이런 얘기예요. 우리의 새 식단계획을 본 아내나 남편, 혹은 자녀, 부모님, 할머니, 조카, 강아지(당연하죠! 개도 가족이니까요.)가 언짢은 기분을 드러낼 수 있습니다. 그런데 그들이 내가 하는 모든 일을 무조건 허용하지 않으면, 우리는 간단한 계획조차 지키지 못할 거라고 꿀꿀이는 말해요. 그러니 그냥 포기하고 맘껏 먹는 게 낫다고요. 그게 바로 꿀꿀이의 꽥꽥 소리입니다!

참고로, 절대 먹지 말아야 할 음식을 식단에 넣었다는 이유로 아내, 어머니, 조카 또는 개가 화를 낼 가능성은 얼마든지 있습니다. 사실, 우리가 계획을 세울 때 다른 사람의 의견에 너무 의존한다면 식단에 넣을 만한 음식은 하나도 없을 거예요. 주위 사람들의 의견을 일일이 물어보고 다닐 수도 없는 노릇이고요.

식단계획은 가족에게도 사적인 영역

주변 사람들이 뭐라고 하든 여러분은 기준선을 정할 능력을 완벽히 갖추고 있습니다. 여러분이 어떤 음식을 절대 먹지 않기로 했는데, 다른 가족이 그걸 만들어 우리 코앞에 들이밀면서 이렇게 말한다고 상상해보세요. "먹어봐. 딱 한 입만. 진짜 맛있어. 한 입 먹는다고 누가 죽는 것도 아니잖아!" 그래도 여러분은 "고맙지만 괜찮아"라고 말할 수 있어야 해요.

다른 사람이 음식으로 유혹을 하면, 그냥 조용히 이렇게 혼잣말을 하세요. "저건 꿀꿀이죽이야. 나는 꿀꿀이죽은 두 번 다시 먹지 않을 거야!"

다시 한번 강조하지만, 식단계획을 짜고 지키는 일은 다른 사람과 공유할 내용이 아닙니다. 매우 사적이고 은밀한 주제라는 얘기입니다. 세상 누구와도 그 문제에 대해 논쟁하거나 해명하거나 설명하려 하지 마세요.

더 나아가 다른 사람의 식단계획도 여러분이 상관할 문제가 아닙니다. 다른 사람에게 그가 지금 입에 넣고 있는 음식이 꿀꿀이죽이라고 말하는 것은 관계를 망치는 지름길이지요.

꿀꿀이 구유에 들어갈 음식과 내 접시에 담길 음식을 결정하는 일은 각자의 문제입니다. 사실, 그 전에 중독되기 쉬운 마음과 건설적인 사고를 구분할지 말지 결정하는 일도 각자가 알아서 할 일이고요.

또한 처음부터 꿀꿀이의 존재를 드러낼지 말지를 결정하는 것도 각자의 몫입니다. 그러니 우리는 다른 사람이 자기 꿀꿀이의 존재에 대해 알고 싶어하는지 어떤지도 모르는 셈이지요. 그 사람이 자기 식단에서 무엇을 꿀꿀이죽으로 정의했는지도 알 수 없고요.

정말 알 수 있는 건 자기 안의 꿀꿀이밖에 없습니다. 허락도 없이 타인의 꿀꿀이에 관여하는 일은 주제넘은 참견이에요.

수십 년간 심리학을 연구해보니, 남의 마음을 읽는 게 보통 어려운 일이 아니더군요. 누군가가 무슨 생각을 하는지 알겠다는 생각이 들 때 가까스로 판단을 미루고 이야기를 좀 더 들어보면 결국엔 처음의 추측이 한참 빗나간 경우가 많았었죠. 오랫동안 알고 지낸 사람을 상대로 해도 마찬가지였고요.

심지어 다른 사람의 꿀꿀이가 아주 정확히 눈에 보인다고 해도 사실을 지적하는 일은 옳지 않습니다. 슈퍼맨은 투시력이 있어 다른 사람이 어떤 속옷을 입었는지 다 알지만 그걸 말하고 다니지는 않잖아요? 그러니 꿀꿀이죽을 먹고 있는 타인에게 사실을 알려주고 싶은 충동이 생기더라도 제발 자제하기 바랍니다.

그리고 만약 "고맙지만 괜찮아"라고 말했는데도 상대방이 거듭 음식을 권하거나 먹지 않는 이유를 꼬치꼬치 캐묻는다면, 건강상의 이유는 좋은 핑곗거리가 될 수 있습니다. 여러분이 채택한 식단계획은 항상 생리학적 요소와 관련이 있으므로 식단을 유지해야 할 건강상의 이유도 늘 존재하죠.

건강한 몸을 유지하는 데 건강한 식단계획은 의학적으로 분명 필수이기 때문에 이보다 더 좋은 이유가 있을 수 없습니다. 대부분의 꿀꿀이죽은 한 입만 먹어도 여러 질병의 위험 요소를 급격히 증가시키는 원인이 될 수 있어요.

이번에는 건강에 어떤 문제가 있냐고 묻는군요. 그럴 때는 그냥 "아, 그것 때문에 금방 죽는 건 아니지만, 그 얘긴 별로 하고 싶지 않아"라고 말하고 화제를 돌리면 됩니다.

그 사람에게 정신적으로 문제가 있는 게 아니라면 이 대답은 효과가 있을 겁니다. 만약 진짜 정신이상자라면 애초에 상대할 필요도 없고요.

음식 중독의 원인은 남에게 의지하고 싶은 마음

사람은 사회라는 환경 속에 살기 때문에 타인과 음식으로 인한 문제가 생길 수 있습니다. 그들 안에 사는 꿀꿀이가 허락을 얻기 위해 타인을 끌어들이는 데도 눈치채지 못하고 그냥 내버려두기 때문입니다.

기억하세요. 음식 중독의 가장 큰 문제 가운데 하나는 남에게 의존하고 싶은 마음입니다. 또한 다음 꿀꿀이의 말에서처럼 의존증은 폭식에 대한 완벽한 변명거리가 되니 주의해야 해요.

"자꾸만 유혹해서 어쩔 수 없이 먹어버렸지 뭐야. 그러니까 자신을 비난해선 안 돼. 그렇게 먹으라고 권하는데 어떻게 뿌리쳐? 그런 상황에서 식단계획을 지키기란 너무 어려워. 게다가 정말 맛

있었잖아! 우리 가서 좀 더 먹자!"

– 꿀꿀이가 타인을 변명거리로 삼는 방법

의존하고 싶은 마음을 막으려면 식단계획은 100퍼센트 개인적인 일로 남겨둬야 합니다. 누구에게도 확인받으려 하지 마세요. 의사나 영양사, 또는 다른 전문가로부터 정보를 얻을 수는 있어요. 그리고 영양학 관련 서적을 읽어 건강한 식이에 관한 정보를 계속 습득할 수도 있고요. 하지만 그 외의 사람들에게는 이야기할 필요가 전혀 없습니다.

사실 여러분은 전문가와 상담할 때조차 매우 주의를 기울여야 합니다. 먼저 그 전문가가 정말 믿을 만한 사람인지 충분히 알아보고, 이윤을 추구할 목적으로 지나치게 왜곡된 의견을 말하지는 않는지 확인해야 합니다.

제아무리 훌륭한 전문가의 조언을 받았다 할지라도 결국 식단계획에 대한 온전한 책임은 우리에게 있으니까요. 어쨌든 우리의 몸입니다.

보시다시피 먹는 문제에 관한 한 타인은 '지옥'이 아니라 그저 조금 성가신 존재일 뿐입니다.

최고 요리사들이 잔뜩 모인 주방에 서 있다고 가정해봅시다. 주변에는 정말 맛있는 애피타이저, 메인 요리, 디저트가 잔뜩 놓여 있고요. 요리사들이 몇 시간째 꿀꿀이를 유혹해도 여러분은 식단계획의 규칙을 하나도 어기지 않고 그곳에서 버틸 수 있어요! 왜냐하면 식단계획에서 애매한 부분을 모두 제거했기 때문에 유혹하는 말은 듣는 즉시 꿀꿀이의 꿱꿱 소리로 인지될 테니까요. 요리사들이 내미는 '특별 요리'도 우리 눈에는 분명 꿀꿀이죽으로 보일 테고요.

그러므로 여러 사람과 함께 만찬을 하는 자리에서 누군가가 음식을 내밀어 꿀꿀이를 유혹하면 음식을 보며 이렇게 혼잣말을 하세요. "저건 꿀꿀이죽이야. 나는 두 번 다시 꿀꿀이죽은 먹지 않겠어!" 그래도 꿀꿀이가 계속 꿱꿱거리면 꿀꿀이에게 차갑게 말하세요. "꿀꿀이 녀석, 넌 항상 이런 식이지!"

꿀꿀이를 지배하는 방법에 대해 더 많이 알면 알수록, 무력한 자는 우리가 아니라 꿀꿀이라는 사실을 확실히 깨닫게 될 겁니다!

° **음식에 관해 영향을 미치려는 타인을 두고 꿀꿀이가 하는 말**

"타인은 지옥이라니까! 다른 사람과 함께 있으면서 식단을 지키는 건 불가능해. 그 사람들이 분명 불편해할 거야. 남들과 있을 때는 그냥 맛있는 음식을 실컷 즐기는 게 어때? 식단계획은 내일부터 다시 시작하고 말이야."

- **음식에 관해 영향을 미치려는 타인을 두고 우리가 하는 말**

  "남들이 뭐라고 하든 상관없어! 꿀꿀이죽을 먹으라고 나를 설득할 수 있는 사람은 이 지구상에 아무도 없다고. 왜냐하면 나는 절대로 꿀꿀이죽을 안 먹을 테니까. 더 이상 뭐라고 하지 마!"

이번 장을 마무리 짓기 전, 네버 빈지 어게인 철학에 먼저 관심을 보이는 주변 사람에게는 기법을 소개해도 좋다는 말씀을 드리고 싶군요.

예를 들어, 체중 또는 식습관 때문에 심각하게 고민 중인 누군가를 만나게 됐다고 칩시다. 그 사람은 입은 즐겁지만 중독성이 강한 음식을 잔뜩 먹고 후유증으로 괴로워하고 있어요. 아니면 눈에 띄게 달라진 여러분의 모습에 깜짝 놀랐을 수도 있고요.

이런 상황에서 네버 빈지 어게인의 색다른 접근법과 엄청난 결과를 그 사람에게 알려주면 그 사람에게도 큰 도움이 되리라 생각합니다. 네버 빈지 어게인 기법을 소개할 때는 식단규칙을 스스로 정의해야 한다는 점과 특별한 다이어트 규칙을 강요하지 않는다는 사실도 함께 알려주세요.

한꺼번에 자세한 방법을 설명하려 하기보다 먼저 책을 읽게 하는 것도 좋은 방법입니다. 책을 읽은 후에도 상대가 계속 관심을 보이고 궁금해하면 그때는 그들이 자기 안에 사는 꿀꿀이의 소리를 듣도록 도와주어도 좋습니다.

하지만 상대방이 네버 빈지 어게인 철학을 거부하는 듯 보인다면 우리가 할 수 있는 일은 거의 없습니다. 그럴 때는 "미안하지만, 별 도움이 안 되는 모양이네"라고 말하고 화제를 돌리는 것이 최선이죠.

나와 같은 편이 아닌 다른 사람의 꿀꿀이와 싸워서 이길 확률은 매우 낮습니다. 졌을 때 부수적으로 따라오는 피해도 너무 크고요. 상대방이 나와 같은 생각인지 아닌지 잘 모르겠다면 이 책을 읽게 한 뒤 소감을 들어보세요.

※**주의:** 배우자나 사랑하는 가족에게 그들의 건강이 가족 전체에 매우 큰 영향을 미친다고 얘기하는 건 전혀 잘못된 일이 아니죠. 하지만 그들을 변화시키려다가 서로 마음을 상할 수도 있고, 우리가 무슨 말을 해도 상대가 듣지 않으려고 할 수도 있습니다. 그러다 관계 자체가 잘못된 건 아닌지 고민하게 될 수도 있겠고요. 그런데 확실한 건 네버 빈지 어게인 철학을 상대에게 억지로 강요한다면 분명 아무 소득도 얻지 못한다는 사실입니다. 나중에라도 마음을 바꿀 수 있을 텐데 억지로 강요하면 그 가능성마저 사라지게 되죠. 새뮤얼 버틀러Samuel Butler의 말처럼 "자신의 의지에 반해 승복한 사람은 여전히 생각을

바꾸지 않습니다.”

사회가 만들어낸 가공식품은 보상중추를 강하게 자극할 뿐 아니라 맛도 너무 좋죠. 그런 음식을 절대 먹지 말라니, 극단적으로 느껴지는 것도 무리는 아닙니다. 그러다 보니 제 이야기에 귀를 기울이는 사람은 음식 문제로 정말 고통을 겪은 사람이 대부분이더군요. 그런데 상대가 일단 마음을 열면 상당히 빠른 속도로 많은 정보를 머릿속에 넣어줄 필요가 있고, 그러려면 나름의 기술이 있어야 하죠.

그러므로 가능하다면 네버 빈지 어게인 기법을 가르치는 일은 이 책에 맡겨주길 권합니다. 자신의 꿀꿀이를 억누르는 일과 타인에게 그 방법을 가르치는 일은 완전히 별개의 문제예요. 네버 빈지 어게인의 철학은 그리 전염성 강한 사고방식이 아닙니다. 꿀꿀이 때문에 이미 심각한 수준으로 몸이 망가진 사람들만 겨우 귀를 연 것만 봐도 알 수 있지 않나요?

타인에게 꿀꿀이 개념 심어주기

그럼, 지금까지 말씀드린 내용을 복습도 할 겸 다른 사람에게 네버 빈지 어게인 기법을 가르치기 위해서는 무엇이 필요한지 잠깐 얘기해보도록 하겠습니다. (네, 네. 아직 마음을 정하지 못해 꿀꿀이가 여전히 꽥꽥대고 있는 분도 있다는 거 잘 압니다. 바보 같은 꿀꿀이 녀석은 당장 우리에 가두세요!)

저는 제일 먼저 이 기법을 소개하며 꿀꿀이의 개념을 조심스럽게 알려드렸습니다. 그동안 어떤 노력도 효과를 보지 못했던 사람이 이 기법을 통해 어떻게 효과를 보게 됐는지도 설명했고요. 그런 다음 엄청난 약속을 하나 했죠.

저의 얘기가 미친 소리처럼 들려도 참고 들으면, 즉 성급한 판단을 잠시 보류하고 들으면 식습관을 영원히 조절할 수 있게 해드리겠다고요. 바라는 결과를 얻기 위해서는 이상한 생각에 잠시만 귀를 기울이고 곰곰이 생각해야 한다고 얘기했습니다. 이를 악물고 참아야 하는 그런 힘든 다이어트가 아니라는 의미였어요.

이처럼 동기를 먼저 설정한 후에야 우리는 꿀꿀이의 정체를 밝히는 과정을 계속 진행할 수 있었습니다. 명료하게 생각하는 능력을 포기하지 않고도* 비이성적으로 보이는 이런 도약이 어떻게 가능한지 윤곽을 그렸었죠.

다음 단계에서는 여러분이 저의 주장에 거칠게 반발하게 될 거라고 미리 경고했었죠. 이유는 우리가 게임을 시작했다는 것을 꿀꿀이들이 깨닫자마자 녀석들이 미친 듯이 크게 꽥꽥거

---

* 사실 식단을 제대로 지켜 꿀꿀이를 지배하면 여러분의 사고력은 오히려 향상 됩니다!!

리기 시작했기 때문이라고 했죠. 그때까지는 여러분의 사고와 꿀꿀이의 꽥꽥 소리가 아직 분리되지 않은 단계였습니다. 그래서 꿀꿀이는 책을 그만 읽으라며 여러분을 쉽게 설득할 수 있었고요.

꿀꿀이의 첫 번째 공격 방법은 개념이 자리 잡기 전에 파괴하는 것입니다. 그래서 제가 기법에 대해 교육을 하는 동안 우리는 꿀꿀이의 꽥꽥 소리를 막을 수 있게 안전한 경로를 만들어야 했습니다. 이것이 꿀꿀이를 영원히 감옥에 집어넣는 첫 번째 단계였죠.

그리고 다른 사람에게 자기 안의 꿀꿀이를 볼 수 있게 가르칠 때 이 부분이 아마도 가장 어렵지 않을까 추측합니다. 그것은 바로 꿀꿀이의 존재를 드러내기로 결심하기 전, 사람들은 꿀꿀이와 구분되지 않은 모습을 보인다는 점 때문이에요.

즉 내면의 뚱뚱보식 사고를 하는 자아와 자신이 아직 분리되지 않은 상태로 존재한다는 얘기죠. 그리고 네버 빈지 어게인의 개념을 이해하기 전까지 사람들은 그런 뚱뚱보식 사고를 여전히 나라는 존재, 인간으로서 지닌 가치 중 없어서는 안 될 부분이라고 믿고 있고요. 그러므로 아무리 성가신 부분이라 해도 그것을 자신으로부터 분리해야 한다는 말이 처음에는 인간성을 지나치게 공격하고 있다고 느끼게 되는 것이죠.

달리 말하면, 처음 네버 빈지 어게인을 접한 초보자의 경우

네버 빈지 다이어트

실제 자기 안의 꿀꿀이가 살아남기 위해 거칠게 반항하는 것을 마치 자신이 그러는 것처럼 인지한다는 뜻이에요. 그래서 우리 이론을 너무 강하게 제시하면 상대방은 여러분과 논쟁하려 할 가능성이 큽니다. 그리고 꿀꿀이는 미쳐 날뛰는 생존 본능이기 때문에 물에 빠진 사람이 허우적거릴 때와 똑같은 크기의 에너지로 덤벼들 테고요. 지금은 조용히 숨어 있을지 모르지만 살기 위해 녀석은 무슨 짓도 저지르고 어떤 소리든 지껄일 거예요. 그렇기 때문에 이렇게 힘든 싸움을 직접 하려 하기보다는 상대의 손에 책을 쥐여주는 게 가장 현명한 방법입니다.

때로는 꿀꿀이의 개념을 쉽게 받아들이는 사람도 있습니다. 특히 음식을 조절하려고 노력하다가 심하게 실패한 사람이라면 꿀꿀이의 개념을 자연스레 받아들일 수 있죠. 하지만 이런 경우는 상대가 정말로 제대로 된 결과를 원해야 하고 조금은 절망스러운 기분으로 해결책을 찾는 사람일 때만 해당됩니다.

※**주의**: 반드시 '최악의 상황'일 필요는 없지만, 최소한 동기는 충분해야 합니다. '최악의 상황'을 기다리는 일은 그것 자체로 꽥꽥 소리의 한 유형이죠. 꿀꿀이는 말합니다. "아직 바닥을 치지는 않은 것 같아. 그때까지 그냥 계속 먹어보자. 맛있다!"

많은 사람에게 꿀꿀이는 하나의 개념입니다. 그 개념은 이제 막 뿌리를 내리고 시간이 지나면서 점점 자라나죠. 반격에 대비해야 합니다. 자신의 꿀꿀이와 논쟁하고 토론하는 일이 아무 소용없듯이, 다른 사람들과도 너무 심한 논쟁은 하지 않는 게 좋습니다. 그 힘든 일은 책이 하겠습니다. 그들이 책을 읽은 다음 그들의 생각을 들어보세요.

어떤 사람은 이렇게 해준 여러분에게 매우 고마워할 겁니다! 네버 빈지 어게인에 열중한 다른 사람이 주위에 있다는 것은 매우 흥분되는 일이죠. 하지만 이런 사람도 식단계획은 우리와 완전히 다르게 짤 수 있다는 사실을 꼭 기억하면 좋겠군요. 여러분에게 꿀꿀이 소리처럼 들리는 것이 그 사람에게는 건강한 생각일지 모르고, 여러분에게 꿀꿀이죽처럼 보이는 것이 그의 눈에는 완벽하게 좋은 음식으로 보일 수도 있어요. 그런 건 문제가 되지 않아요. 우리는 독특한 개성을 지닌 독립된 개인이므로 독특한 개성과 독립된 식단계획을 지니는 것은 당연한 일이에요!

또 어떤 사람은 예전 방식대로 식이조절을 계속해나가려는 사람도 있을 겁니다. 맛있는 음식도 먹고 식단조절도 하는 '마법의 규칙'을 계속 찾아 헤매겠죠. 괜찮습니다. 내버려두세요. 여러분이 생각의 씨앗을 심어두었으니, 언젠가 음식 문제로 정말 괴로울 때 네버 빈지 어게인 기법을 기억해낼지도 모르죠.

내 삶의 주변인들이 뭘 하든 간에 여러분은 그저 두 번 다시 폭식은 하지 마세요!

3부

Never
Binge
Again

과식과
폭식은
지금 멈춰라

꿀꿀이죽보다 소중한 내 인생

음식 중독자는
내가 아니라 꿀꿀이다

우리 사회에는 사람들을 음식·알코올·마약, 그 외 흥분 독소물질에 대해 완전히 무력하게 만드는 이상한 병이 존재한다고 믿는 사람들이 많습니다. 중독 치료를 담당하는 의료계 관계자는 주장하죠. 우리 뇌의 보상중추를 강하게 자극하는 식품은 조절하기 힘든 충동을 유발하기 때문에 '강박적으로 과식을 하는 사람'은 이런 충동으로부터 자신을 방어할 수 없다고요.

이 논리대로라면 병에 걸린 사람은 자신을 조절할 가망이 없으며 어느 특정 음식을 끊지도 못합니다. 바랄 수 있는 최선은 '하루하루 조금씩' 겨우 절제하며 사는 방법뿐이죠. 그리고 남은 평생을 다른 사람(역시 자신을 조절할 수 없는 사람들)과 몰려다니며 살아야 할 겁니다. 그래야 서로를 지켜볼 수 있으니까요. 그러다 누군가 불가피하게 병이 '재발'하면 어떻게든 버티도록 서로 도와줍니다. 결국 여러분은 병의 노예일 뿐 아니라 평생 폭식과 회복을 반복할 운명에 처해 있는 셈이죠. 이것은 사람들을 책임감과 죄책감에서 해방시키고 지속적인 무기력을 정당화하며 스스로를 영원한 피해자로 자리매김하기 위해 만들어진 관행화된 설명입니다.

꿀꿀이가 이렇게 말하는군요. "거참, 좋은 병이로군!!!"

이런 신비한 병에 대한 과학적이고 실증적인 증거는 전혀 없습니다. 중독이 병이라는 개념은 본래 알코올 중독 치료모임에서 처음 나왔습니다. 술에 빠져 본인은 물론 가족의 삶, 가정경제, 행복을 위기로 내몰았다는 죄책감과 수치심을 없애기 위해 그런 개념이 만들어졌죠. 가족의 입장에서도 사랑하는 사람을 술 한 잔 더 마시고 싶은 욕구를 참지 못해 자기 목숨과 가족의 안전을 벼랑으로 내몬 이기적이고 나쁜 인간이라고 하기보다는 병 때문에 고통받고 있다고 생각하는 편이 차라리 마음 편할 테고요.

이런 생각이 확장되어 지금은 사실상 모든 중독성 강한 쾌락에 대해 인간은 무력하다는 생각이 팽배해졌습니다. 사람들은 중독이 병이라고 말합니다. 그래서 우리는 알코올·마약·도박·간음·성 도착·그 외 기분을 좋게 하는 여러 가지 것들*에 무력하다고 주장하죠. 그리고 우리 문화는 그 말을 기꺼이 받

　　　　　　　　　　　　　　네버 빈지 다이어트

아들이고요.

물론 이런 현상은 음식으로도 확장되었습니다. 현재 중독 치료를 담당하는 의료계는 한목소리로 말합니다. "중독은 여러분의 잘못도 아니고 도덕적인 문제도 아닙니다. 그리고 회복 중 재발은 어쩔 수 없는 현상이고요." 터무니없는 소리입니다.

사실, 인간에게는 중독성 강한 쾌락을 절제할 능력이 충분합니다. **사람이 꿀꿀이에 대해 무력한 것이 아니라 꿀꿀이가 사람에 대해 무력한 것이죠**. 이것의 가장 확실한 증거는 어찌 됐든 꿀꿀이가 우리에게 계속 말을 건다는 사실이에요.

꿀꿀이는 오로지 폭식만을 원하고 우리를 설득하기 위해 무슨 말이라도 한다는 사실을 여러분은 이미 알고 있습니다. 그러면 애초에 꿀꿀이는 왜 그렇게 힘들게 허튼소리들을 지껄여댈까, 잠깐이라도 생각해본 적이 있나요? 꿀꿀이가 원하는 게 꿀꿀이죽뿐이라면 왜 그냥 몰래 가서 먹지 않는 거죠? 왜 꿀꿀이는 이런저런 말을 늘어놓는 걸까요?

왜냐하면 꿀꿀이는 스스로 먹을 수 없기 때문입니다! 꿀꿀이는 여러분이 자신의 비뚤어진 생각에 동의해주기만을 바라는 무력한 존재예요. 꿀꿀이가 악착같이 매달려 정크푸드를 먹자고 여러분을 설득하는 것도, 여러분이 다시는 꿀꿀이죽에 손

* 예를 들어 '빨간불 신호에 과속하는 병' 같은 게 있을 수 있나요? '강박적으로 볼링 치는 사람'이란 말이 가능한 소리냐고요?

대지 않으리라는 걸 깨달을 때까지 쉬지 않고 지껄여대는 것도 모두 그런 이유 때문이죠.

꿀꿀이가 계속 말을 건다는 사실은 꿀꿀이의 교도관이 우리라는 방증입니다. 꿀꿀이는 스스로 먹을 수 없다는 점에서 완벽히 무력하죠. 꿀꿀이가 풀려날 유일한 길은 자신을 감옥에서 나가게 해달라고 말로 우리를 설득하는 방법뿐입니다.

여러분이 알아야 할 것이 있습니다. 어쩌다가 꿀꿀이가 옳은 소리를 할 수도 있지만, 그래도 여러분은 폭식만큼은 절대 하면 안 됩니다. 녀석에게 절대 여러분의 팔, 다리, 입을 마음대로 움직이도록 허락하지 마세요.

무슨 소리를 하건 꿀꿀이가 바라는 것은 오로지 중독성 강한 쾌락을 맘껏 누리는 일뿐입니다. 그리고 쾌락은 여러분의 소중한 것들을 모조리 파괴할 거고요. 꿀꿀이가 밖으로 나와 하버드 대학 졸업장을 받았다 한들 그게 무슨 상관이죠? 아니면 꿀꿀이가 암 치료제를 개발했대도 마찬가지입니다. 여러분은 꽥꽥 소리를 한마디도 귀담아들어선 안 됩니다. 왜냐하면 꿀꿀이의 동기가 불순하다는 사실을 이미 알고 있으니까요.

꿀꿀이는 오로지 한 가지 목표밖에 없는 약한 존재입니다. 꿀꿀이죽을 얻기 위해서라면 우리가 인생에서 어떤 대가를 치르더라도 신경 쓰지 않을 거예요. 하지만 우리가 꽥꽥 소리를 들어주지 않으면 완전히 무력한 존재일 뿐이죠. 꿀꿀이의 주인은 여러분입니다. 그러니 꿀꿀이를 향해 귀를 닫고 두 번 다시 폭식은 하지 마세요!

　※**주의**: 폭식증과 거식증에 국한되지 않는 심각한 여러 가지 식이 장애를 앓는 사람이 실제로 존재한다는 사실은 별도로 밝혀야 할 것 같군요. 그런 식이 장애가 있는 사람은 반드시 전문가의 도움을 받아야 하며, 자격을 갖춘 전문가만이 병을 진단하고 적절히 치료할 수 있다는 점도 기억하세요.

꿀꿀이를
100퍼센트 지배하자

일단 여러분이 꿀꿀이를 지배하기 시작하면 녀석은 우리에서 탈출할 기회만을 노릴 겁니다. 그게 녀석들이 하는 일이니까요! 그래서 이번 장에서는 상당히 일반적이지만, 처음에는 알아듣기 힘든 꿀꿀이의 꽥꽥 소리를 자세히 살펴보려 합니다.

모든 꽥꽥 소리가 그렇듯 조금만 차분히 생각해보면 여기에 소개한 16가지 소리들도 쉽게 물리칠 수 있습니다. 그럼에도 불구하고 여러분이 폭식하지 않겠다는 결심을 한 직후 가장 일반적으로 나타나는 꽥꽥 소리의 유형에 대해 미리 알아두면 아무래도 도움이 되지 않을까요?

꽥꽥 소리의 각 유형에 대해 꽤 공을 들여 오류를 증명할 텐데요. 요지를 쉽게 설명하기 위해 칼로도 자를 수 있는 수박을 기계톱으로 박살내는 것처럼 조금 과장되었을 수 있다는 점은 이해해주기 바랍니다.

여러분이 각각의 논지를 암기했다가 꿀꿀이에게 제시할 필요는 없습니다. 우리 마음은 토론회나 민주정치를 펼치는 곳이 아니라 군주제가 행해지는 곳이고 여러분은 그곳의 왕, 또는 여왕이고 꿀꿀이는 최하층민이기 때문입니다. 아무리 어리석고 이상한 규칙이라도 꿀꿀이는 반드시 지켜야 하고요. 법을 만드는 사람은 여러분이고, 꿀꿀이는 법에 복종하는 것 말고는 다른 선택권이 없습니다.

꿀꿀이의 목소리를 제대로 인지하는 일은 폭식하지 않기 위한 예방주사와 같습니다. 그러려면 먼저 꿀꿀이의 꽥꽥 소리를 알아들어야겠죠? 그럼 가장 알아듣기 힘든 소리부터 시작해보겠습니다.

가장 알아듣기 힘든 꽥꽥 소리#1 : "딱 한 입만"이라는 일탈 전략

사람들이 네버 빈지 어게인 기법을 따르기 시작했을 때 제일 먼저 나타나는 변화 중 하나는, 어쩌다 실수를 저질러도 재빨리 본래 자리로 되돌아가는 능력이 눈에 띄게 향상된다는 것입니다. 하지만 사람들은 꿀꿀이가 이런 능력을 오히려 역이용하리라고는 생각하지 못하죠. 폭식 이후 본래의 계획으로 돌아가는 일에 자신감이 생겼다는 사실을 깨달은 꿀꿀이는 이런 말을 할 겁니다.

"이봐! 네버 빈지 어쩌고 하는 새 기술을 배우더니 나를 우리에 다시 집어넣는 과정이 정말 빨라졌지 뭐야. 이제 난 아무 짓도 못 하겠네. 네가 그러겠다고 마음만 먹으면 언제든 나를 우리에 다시 집어넣고 가둘 테니 말이야. 그런 의미에서 우리 나가서 뭐 맛있는 것 좀 먹지 않을래? 너랑 나랑 둘이서? 그렇게 오랫동안 우리가 원해왔던 게 이거잖아, 안 그래? 안전하게 폭식하는 방법! 신이시여, 네버 빈지 어게인 기법을 알려주셔서 정말 감사합니다! 우리도 이제 안전하게 폭식을 할 수 있게 됐어요!!"

– 당신 안의 꿀꿀이가

여러분, 약속은 정말 중요합니다. 폭식은 언제나 큰 문제입니다. 여러분은 식단계획을 따르겠다고 엄숙하게 맹세했었죠. 일탈의 정도가 크고 작은 게 문제가 아닙니다. 약속은 약속이라고요. 꿀꿀이는 1인치를 내주면 1마일을 가지려는 놈입니다. 육지로 오르는 꿀꿀이를 그냥 두면 꿀꿀이는 병력을 집결해 전력을 강화하고 가능한 넓은 영토를 차지하려 들 거라고요.

꿀꿀이는 '딱 한 입'을 일주일 내내 지속되는 폭식 파티로 바꿔놓기 위해 항상 최선을 다할 거예요. 그래서 절대 금지하기로 했던 건 절대 하면 안 되는 겁니다. 잊지 말고 꿀꿀이를 지금 우리에 가두세요!

알아듣기 힘든 꽥꽥 소리 #2 : 90퍼센트만 지키게 하는 전략

"90퍼센트만 지켜도 충분해. 예전에는 지금보다 안 좋은 걸 훨씬
많이, 자주 먹었었잖아. 너무 완벽해지려는 것도 안 좋으니 이 정
도에서 끝내지 그래?"

─당신 안의 꿀꿀이가

꿀꿀이에게 10퍼센트를 허락하면 녀석은 그것을 점점 더 많
이 먹기 위한 기회로 삼을 거예요. 이것을 수학적으로 증명해
보겠습니다.

- 규칙을 오늘 90퍼센트 지키고 내일 90퍼센트 지키면, 결과는
  본래 목표의 81퍼센트가 됩니다(90퍼센트×90퍼센트=81퍼센트).
- 다음날에도 90퍼센트만큼 지키면 결과는 72.9퍼센트로 더 내
  려가고요(81퍼센트×90퍼센트=72.9퍼센트).
- 이렇게 일주일이 지나면 본래 계획의 절반도 못 지킨 꼴이 돼버
  립니다(90퍼센트×90퍼센트×90퍼센트×90퍼센트×90퍼센트×90
  퍼센트×90퍼센트=47.8퍼센트).
- 이런 논리로 한 달을 보내고 나면 결과는 형편없게도 4.2퍼센
  트밖에 되지 않죠.

식단계획을 90퍼센트만 지키면 30일 후에는 완벽한 폭식 모드로 되돌아가게 된다는 말입니다! *90퍼센트는 의심할 여지 없이 꿀꿀이의 꽥꽥 소리입니다. 100퍼센트만이 유일한 해결 방법입니다.* 100퍼센트 이하로 계획을 이행하는 것은 폭식하기 위한 꿀꿀이의 계획이나 다름없습니다.

- 산을 오르기 시작하면서 처음부터 "정상에 오를 수도 있고 못 오를 수도 있어"라고 말하는 사람은 없습니다. 정상에 선 자신의 모습을 그리며 등반을 시작하죠.
- 결혼하면서 "이 사람과 잘 살 수도 있고 잘 살지 못할 수도 있어"라고 말하지는 않죠. 상대에게 100퍼센트 헌신하겠다는 마음이 없다면 다른 짝을 찾아보겠죠.
- 차에 타면서부터 "목적지에 안전하게 도착할 수도 있고 사고가 날 수도 있어"라고 말하지 않습니다. 다른 차(또는 부딪쳤을 때 큰 일이 나는 어떤 것이든)와 부딪치지 않으려고 100퍼센트 최선을 다해 운전하는 것은 기본입니다.
- 평소 90퍼센트는 깨끗한 물을 마셔놓고, 나머지 10퍼센트는 변기 물을 떠 벌컥벌컥 마시는 사람은 없잖아요?

90퍼센트만 노력하는 운동선수가 마이너리그를 벗어나기란 힘들 겁니다. 금메달을 딸 기회를 얻으려면 모든 걸 바쳐 노력해야죠.

이번에는 100퍼센트에 관해 얘기해봅시다. 100퍼센트 노력은 시간이 지나도 가치가 내려가지 않습니다. 오늘 100퍼센트만큼 계획을 지켰다면, 여전히 내일도 결과는 목표의 100퍼센트가 될 거예요. 100퍼센트 곱하기 100퍼센트는 계속 100퍼센트니까요. 그리고 그다음 날에도 100퍼센트가 될 겁니다 (100퍼센트×100퍼센트×100퍼센트=100퍼센트). 무한히 곱해도 마찬가지죠.

식단계획을 하루하루, 매일 100퍼센트 지키면 죽는 마지막 날까지도 여러분은 목표의 100퍼센트를 유지하게 될 겁니다. 100퍼센트는 무한대로 늘려도 여전히 100퍼센트예요. 이것을 가능하게 하는 유일한 숫자는 100퍼센트뿐입니다.

심지어 99퍼센트도 결국에는 수치가 점점 내려가 완벽한 폭식 모드로 바뀝니다. 다만 시간이 좀 더 걸릴 뿐이죠. 3개월이 채 안 돼 수치는 목표의 절반 이하로 떨어지고, 1년 정도 지나면 거의 제로가 됩니다.

100퍼센트로 계획을 지켰을 때와 90퍼센트로 계획을 지켰을 때 얻는 약간의 우위는 처음 며칠 동안에는 큰 차이가 없어 보일 겁니다. 하지만 시간이 지나면서 둘 사이의 차이는 벌어지죠.

100퍼센트의 노력을 기울인 운동선수는 어느 날, 간발의 차이라 하더라도 경기에 이겨 최고의 자리에 오르게 됩니다. 하루하루 시간이 지날수록 약간의 우위는 조금씩 더해지죠. 매번 간발의 차이로 이겼어도 이긴 건 이긴 거니까 그 선수는 무리에서 진정 우뚝 서게 될 겁니다. 그리고 다른 동료들보다 열 배 이상 많은 인정과 보상을 얻게 된다 해도 전혀 이상한 일이 아니죠.

꿀꿀이는 우리의 태도에 따라 자신이 절대 이기지 못한다고 생각할 수도 있고, 이기는 건 시간문제라고 여길 수도 있습니다. 그때 여러분이 식단규칙을 100퍼센트 지켜나가며 얻은 자신감의 우위는 조금씩 쌓여 결국에는 커다란 차이를 만들게 될 것입니다. 꿀꿀이는 자기가 절대 이기지 못한다고 여길 때, 결국 포기하고 물러나는 것 말고는 방법이 없다고 결론지을 겁니다.

하지만 여러분이 90퍼센트만큼만 계획을 지킨다면 꿀꿀이는 계속 꽥꽥대며 우리의 에너지와 자신감을 다 빼앗아가 지치게 만들 겁니다. 시간이 지나면 90퍼센트는 항상 낮은 자존감과 폭식 성향으로 이어져요. 90퍼센트에서 꿀꿀이는 '행운의 10퍼센트'가 언제 터질지 모른다고 여기기 때문에 슬롯머신 앞에 앉아 자리를 뜨지 못하는 도박꾼처럼 행동하죠. 게임은 아직 끝나지 않았다고 확신하기 때문에 자신의 에너지를 모두 바쳐 '큰 거 한방'이 터질 때까지 레버를 당길 겁니다.

네버 빈지 다이어트

99.9999퍼센트에서도 꿀꿀이는 이런 행동을 계속할 거예요. 왜냐하면 100만 분의 1이라도 가능성이 있다면 희망을 걸이유는 충분하니까요. 10억 분의 1이라도 마찬가지고요. 꿀꿀이를 계속 노력하게 만드는 데 필요한 건 작은 희망입니다.

매주 얼마나 많은 사람이 복권을 사는지 생각해보세요. '어떻게 될지 아무도 모르니까'(뉴욕 복권 선전 문구) 또는 '당첨이되려면 복권부터 사야 하니까!'라는 생각을 다들 하는 거죠.

종신형을 사는 죄수가 감옥을 나가겠다는 희망을 품어봐야오히려 더 힘들고 괴로울 뿐이라는 사실을 언젠가 깨닫듯, 우리가 100퍼센트로 계획에 임해야 꿀꿀이도 결국 희망을 버리고 여러분을 제대로 살게 내버려둘 겁니다. 그리고 이런 일은생각보다 훨씬 빨리 일어나요! 영원히 폭식에서 자유로운, 확신에 찬 삶을 살기 위해서는 꿀꿀이가 품었을지 모를 마지막한 가닥 희망마저 완전히 꺼버리는 것이 가장 좋습니다.

90퍼센트를 받아들이는 순간, 여러분은 100퍼센트만이 줄수 있는 엄청난 자신감과 마음의 평화를 잃게 됩니다. 진정한100퍼센트만이 유일한 선택지이죠.

식단계획을 100퍼센트 지키기 위해 여러분은 어떤 대가도 기꺼이 치를 수 있어야 합니다. 그리고 여러분 안의 꿀꿀이는 이런 사실을 확실히 알아야 하고요.

처음부터 식단계획을 짠 사람은 여러분이라는 사실을 기억하세요! 100퍼센트가 아닌 약속을 지켜봐야 무슨 소용이죠? 가고 싶은 길을 계획하고 성공적으로 목적지에 다다르는 것, 자유란 원래 그런 게 아니던가요?

이런 맥락에서 쉴 새 없이 다음과 같은 말을 쏟아내고 있는 꿀꿀이가 얼마나 어리석은지 여러분도 꼭 깨닫기를 바랍니다.

알아듣기 힘든 꽥꽥 소리 #3 : 실수와 실패를 공격하는 전략

"그렇게 단단히 약속하고 맹세해놓고도 네가 폭식을 해버린 게 몇 번이나 되나 생각해봐. 심지어 이 책을 읽은 후에도 그랬었잖아. 문제는 식단규칙이 아니라 너야. 넌 너무 약해. 인정해. 나를 억누르려고 이미 여러 번 노력했지만 계속 실패했잖아. 얼마나 많이 실패해야 그게 불가능하단 걸 받아들이겠어? 그냥 포기하고 흡족할 때까지 배부르게 먹는 삶을 받아들이라고. 맛있겠다!!"

–당신 안의 꿀꿀이가

여러분이 수년간 실패를 반복했다 할지라도 성공할 때까지 계속해서 일어서는 모습은 나약함이 아닌 강함의 증거입니다!

약한 사람은 항복하고 포기하지만, 꿀꿀이를 우리에 영원히 가두기 위해 자물쇠가 부서지지 않을 때까지 새로운 맹세를 계속하는 사람은 결국 성공할 수밖에 없죠. 새로운 맹세는 불굴의 용기와 인내의 상징이에요. 존중받아야 할 일이지, 조롱당

할 일이 아니라고요!

여러분이 생물학적 오류와 평생 싸워왔고, 이미 수많은 식단계획을 실험해왔다는 사실은 칭찬할 만한 훌륭한 일입니다.

그리고 꿀꿀이를 완전히, 그리고 완벽하게 지배하기 위해 100퍼센트 노력하는 한 여러분은 꾸준히 전진하여 꿀꿀이를 영원히 항복시킬 수 있어요.

사실, 꿀꿀이를 항복시키는 일은 마지막 폭식 이후에 일어나는 일이죠. 그게 5초, 5분, 5년 전이든 얼마나 오래되었든 관계없어요!

꿀꿀이는 여러분이 영원히 나약한 존재라는 증거로 과거의 실수를 들춰내기를 좋아합니다. 특히 이 책을 읽은 후 여러분이 어떤 실수라도 한다면 공격하기 위해 맹렬히 달려들게 확실합니다. 하지만 그런 행동이 오히려 여러분이 불굴의 의지와 인내심을 가졌다는 사실을 부각시켰군요. 꿀꿀이가 여러분에게 유리한 증거를 흘려준 셈이 됐어요. 바보 같은 꿀꿀이 녀석!

여러분은 결심하고 이를 끝까지 지켜나갈 능력이 충분합니다. 예전에 얼마나 여러 번 같은 결정을 뒤집었던가는 관계없어요. 현실적으로 최종 식단계획에 정착하기 전 여러 번의 시도를 해야 하는 사람도 있긴 하지만, 식단을 지킬 능력을 이미 갖추고 있다는 것만큼은 확실합니다.

알아듣기 힘든 꽥꽥 소리 #4 : '세심하게 관리된 폭식' 전략

"가끔 미리 계획해서 조심스럽게 하는 폭식은 그렇게 나쁘지 않을 것 같은데. 어쨌든 너도 원하는 거였잖아. 열 번 중 한 번만 맘껏 먹어도 계속 날씬한 몸을 유지할 수 있어. 그럼 뭐가 문제야? 일단 뭐 좀 먹으러 가볼까? 난 준비됐어. 진짜 맛있겠다!!!"

―당신 안의 꿀꿀이가

여러분이 구성한 식단계획에서 어긋나는 음식을 한 입, 한 모금만 삼켜도 폭식이라고 앞에서 정의했었죠? 하지만 식단에 특정 음식을 넣어야 한다고 말한 사람은 아무도 없습니다. 식단은 당시 여러분이 최선이라고 생각한 내용을 담고 있어요. 맑은 정신에 동기도 충분했던 상태에서 자신에게 가장 적합하다고 믿는 일련의 명료한 규칙들을 세웠으니까요.

기억하세요. 여러분의 식단에 맛있고 달콤한 음식을 넣으면 안 된다고 말한 사람은 아무도 없습니다. 여러분이 건강과 맛을 맞바꿀 의사가 분명하다면 심지어 건강하지 않은 음식을 식단에 넣어도 전혀 문제가 되지 않아요. 이것은 꿀꿀이의 식단이 아닌 여러분의 식단이니까요!

이 특별한 꽥꽥 소리를 여러분의 이상적인 생각을 침범하려는 꿀꿀이의 시도로 반드시 인지해야 하는 이유는 그 때문입니다. 꿀꿀이는 여러분이 충분히 고민하고 행동하는 것을 싫어합

네버 빈지 다이어트

니다. 왜냐하면 여러분이 충동적으로 행동해야 꿀꿀이죽을 먹을 수 있기 때문이죠.

하지만 식단계획을 실천하는 중에 '치팅 데이(다이어트 기간 중 1~2주에 하루 정도 먹고 싶은 음식을 마음껏 먹는 날-옮긴이)**'를 정해놓거나 '관리된 폭식'을 하겠다는 생각은 버리기 바랍니다. 처음부터 그 식단은 누군가의 강요로 정한 게 아니었으니까요.** 단, 조건에 따라 평소보다 규칙을 조금 완화하는 '스페셜 데이'를 정하는 건 괜찮습니다.

단, "초콜릿은 일요일에만 먹는다"처럼 조건과 방식은 미리 분명하게 정해두어야겠죠. 하지만 '치팅'은 규칙을 깨트린다는 의미를 담고 있어요. 우리는 꿀꿀이에게 가능성이 존재한다고 믿을 만한 근거를 남겨선 안 됩니다!

여러분은 건강·행복·즐거움 같은 요소를 충분히 고려해 최선의 균형 잡힌 식단계획을 이미 만들었습니다. 식단이 만족스럽지 않다면 앞 장에서 소개했던 과정에 따라 처음으로 돌아가 바꾸면 되죠. 하지만 갑작스럽게 잘 조율된 변화를 시도하겠다는 생각은 폭식하겠다는 계획에 불과합니다. 그런 마구잡이식 아이디어는 어디서 나오는지 알고 계시죠?

기억하세요. 어떤 음식을 식단규칙의 일부에 포함시켰다면 그것은 처음부터 꿀꿀이죽이 아닙니다. 여러분은 두 번 다시 꿀꿀이죽은 먹지 않을 겁니다! 여러분은 절대 폭식하지 않을 거예요!

알아듣기 힘든 꽥꽥 소리 #5 : 꿀꿀이 자신의 존재를 부정하는 전략

"네 안에 꿀꿀이는 사실 존재하지 않는다는 거 너도 알잖아. 그러 니까 '꿀꿀이를 지배'한다는 말은 전혀 논리에 맞지 않는 소리야. 그냥 날 꺼내주고 맛있는 거나 실컷 먹는 건 어때!?"

– 당신 안의 꿀꿀이가

이전에도 말했듯 꿀꿀이는 언어적 장치이자 개념일 뿐, 진 짜 꿀꿀이가 여러분 안에 살지는 않습니다. 하지만 이 개념을 통해 좀 더 최근에 진화된 대뇌 신피질과 생존 본능에 관련된 중뇌 사이의 역학 관계를 여러분과 꿀꿀이의 모습으로 형상화 할 수는 있습니다.

그런데 꿀꿀이는 그냥 '단순한' 언어 장치가 아니라 놀라우 리만치 효과가 좋은 언어 장치예요! 사실 이 개념은 여러분 안 의 날씬쟁이 자아와 평생 우리 앞길을 망쳐왔던 뚱뚱보를 완전 히 분리시킬 유일한 방법인지도 모릅니다.

인간은 지속해서 언어를 정교하게 발달시키면서 생존 본능 이 다른 것과 조화를 이루도록 조절할 수 있었고, 그 결과 문명 사회도 이룩할 수 있었습니다. 우리를 원숭이와 구별시키고, 법을 만들어 여럿이 함께 살 수 있게 해준 것도 언어가 있었기 에 가능한 일이었고요. '힘이 곧 정의'가 되는 정글 밖으로 걸어 나와 사회를 형성할 수 있게 해준 수단이 곧 언어였습니다. 언

네버 빈지 다이어트

어는 문명 그 자체나 다름없죠.

네버 빈지 어게인은 언어를 활용한 심리 기법입니다. 언어를 통해 식습관을 조절하는 능력을 되찾고, 중독성 강한 쾌락물질에 관한 한 자유의지와 책임감이 존재하지 않는다는 어리석은 개념도 뿌리 뽑습니다.

여러분이 꿀꿀이를 실제 존재하지 않는다고 하면 꿀꿀이는 무척 좋아하겠죠? 그래야 마음껏 폭식을 할 수 있으니까요. 꿀꿀이를 우리에 가두고 나오지 못하게 하세요!

알아듣기 힘든 꽥꽥 소리 #6 : "모든 것에 감사해야 한다"는 논리

"뭔가를 원하고 얻으려 애쓰는 건 다 부질없는 짓이야. 가진 것에 만족할 줄 알아야 행복해질 수 있다고. 게다가 우리에겐 항상 감사히 여길 수 있는, 정말 최고로 기막히게 좋은 꿀꿀이죽이 있잖아! 맛있겠다! 먹고 싶어!"

– 당신 안의 꿀꿀이가

이 꽥꽥 소리는 중요한 진실을 반쯤 담고 있기 때문에 알아듣기가 조금 어려워요. 가진 것에 감사할 줄 아는 마음은 만족한 삶을 사는 데 매우 중요한 요소죠. 다른 사람이 이룬 것이나 가진 것을 시기하고 질투하며 억울해하는 마음을 품는 것과는 완전히 대조적입니다.

그렇긴 하지만, 노력하고 바라는 마음이 없다면 뭔가를 성취할 수도 없어요. 현재 자신의 위치와 되고자 하는 위치 사이의 간극에 불만을 느껴야 우리는 목표도 세우고 그것을 이루기 위해 계획도 짤 겁니다.

건강한 사람이라면 어느 정도의 불편은 적극적으로 참고, 그것을 변화의 동기로 삼습니다. 선명한 목표를 세우고 오랜 기간 성실히 일하죠. 제대로 된 사람은 스스로 노력해서 성공한 사람을 칭찬하고 존경합니다. 그리고 자신도 비슷한 위치에 오를 수 있도록 그 사람의 특성을 본받으려고 노력하죠.

맞아요. 제대로 된 사람은 노력하는 과정에서 자신이 얻은 것을 감사히 여길 줄 압니다. 하지만 감사한 마음 때문에 노력을 게을리하지도 않습니다.

반면 그렇지 못한 사람에게서 보이는 세 가지 좋지 못한 태도가 있는데, 이런 태도는 꿀꿀이에게 득이 됩니다.

○ **시기와 분노:** 타인의 성공이 너무 부러운 나머지 분노를 느끼는 사람이 있습니다. 그들은 분한 마음을 품고 다른 사람은 성공할 자격이 없다고 여기죠. 그저 '공평하지 않다'라는 게 이유입니다. '다른' 사람은 운이 좋았을 뿐이고, 자신은 기회를 잡지 못했다고 생각하죠. 그리고 이런 사실을 묵묵히 감수하려고 하지도 않고요! 질투와 분노로 눈이 먼 사람은 다른 사람의 성공을

망치거나 성취감을 방해하는 행위도 서슴지 않습니다. 다른 이가 노력으로 이룬 성과를 훔치려고 하고, 처음부터 성공하지 못하게 훼방을 놓기도 합니다. 그런 사람은 평화롭게 살지 못하고 늘 누군가에게 적의를 품게 되죠. 꿀꿀이는 사람의 이런 위치를 이용해 인생에서 가치 있는 유일한 것은 꿀꿀이죽이라는 주장을 펴려 할 겁니다.

◦ **비관적 성향과 우울**: 늘 자신을 꾸짖고 책망하는 사람도 있습니다. 그런 사람은 부정적 생각, 우울증, 자책에서 빠져나오질 못하죠. 그럼 꿀꿀이는 이런 감정을 구실삼아 인생에서 유일하게 좋은 일은 꿀꿀이죽에 탐닉하는 일이라고 하겠죠?

◦ **지나치게 고마워하는 마음**: 어떤 사람은 현재 자신의 위치와 되고자 하는 위치의 간극에서 오는 불만을 지나친 감사로 극복하려 합니다. 이런 식이죠.

"큰 목표 따위는 완전히 잊어버려. 폭식 파티로 며칠, 몇 주, 몇 달을 보내게 될지 모르니 장기 계획을 세우는 건 무의미한 일이야. 우리가 바랄 수 있는 최선은 화나고 억울한 기분과 부정적인 마음을 피하는 것뿐이야. 그러니까 인생의 어두운 면조차 감사히 여기는 데 집중해야 해. 덕분에 그 사이사이 폭식으로 기분을 풀 수 있는 거잖아? 항상 맛 좋은 음식들이 우릴 기다리고 있어. 안 그래?"

－당신 안의 꿀꿀이가

위의 세 가지 태도 중 어느 것도 좋은 생각은 아닙니다. 감사한 마음을 품고 부정적인 생각을 멀리하는 건 괜찮지만, 거기에만 지나치게 집중하는 것은 좋지 않죠. 꿀꿀이는 우리를 감사하는 마음에 집중시켜 동기를 없애려고 합니다. 그렇게 되면 우리는 장기적 목표를 세우고 부지런히 노력하지도, 자신을 단련하지도 않겠죠. 꿀꿀이식 철학으로 삶을 살다가는 이렇다 할 성공을 거두지 못할 겁니다. 그런 사람에게는 꿀꿀이죽이 훨씬 매력적으로 보이게 될 거고요.

꿀꿀이는 우리가 부지런히 계획을 세우고 목표를 향해 끈기 있게 노력하는 것을 싫어합니다. 그런 노력을 기울일 줄 아는 사람일수록 꿀꿀이죽의 유혹에 넘어갈 확률도 점점 낮아진다는 사실을 잘 알기 때문이죠.

한편, 여러분은 절대 폭식하지 않으리라 확신하게 되면 그동안 꿀꿀이가 모든 걸 쥐고 있을 때는 상상조차 못 했던 꿈을 좇기 위해 노력할 수 있습니다.

∘ 높은 목표 세우기 + 계획하기 + 부지런히 노력하기 + 끈기 있게 지속하기 + 감사한 마음 갖기 = 행복한 삶
∘ 감사한 마음만 갖기 = 꿀꿀이를 우리에서 풀어주는 일

꿀꿀이는 우리에 가둬두세요!

네버 빈지 다이어트

알아듣기 힘든 꽥꽥 소리 #7 : 지나친 죄책감에 사로잡히게 하는 전략

"너 방금 마구 먹어댔지? 부끄러운 줄 알아! 넌 진짜 형편없는 인간이야. 그렇게 몸에 나쁜 음식을 먹었으니 이제 넌 지속적인 강박증과 지나친 죄책감으로 고통받아야 해. 적어도 우린 그 맛있는 음식을 계속 생각할 수 있어. 게다가 네가 충분히 후회하고 나면 넌 그 대가를 치르게 될 거고 다시 폭식하게 될 건 너무 뻔한 일이지. 아, 못 기다리겠어!!"

-당신 안의 꿀꿀이가

자신 또는 다른 사람에게 한 약속을 깨뜨렸을 때 자존감과 자신감이 떨어지는 것은 너무나 당연한 일이죠. 하지만 정상적인 죄책감은 우리에게 부족한 부분이 무엇인지 주의를 기울이게 하므로 꼭 나쁘다고만은 할 수 없어요. 일단 부족한 곳이 어디인지, 어떻게 개선해야 할지 알아내면 됩니다. 예를 들어 꿀꿀이의 특정 공격을 확인하고 식단계획을 다시 지키기 시작했다면 기능을 다한 죄책감을 물리치고 그다음 단계로 나아가야 합니다.

제대로 된 사람이라면 자신과 다른 사람을 실망시켰을 때 죄책감과 수치심을 느낍니다. 그들은 그 감정을 자신의 습관을 점검하고 향상시킬 방법을 찾으라는 신호로 받아들이죠. 하지만 그런 후에도 죄책감에 사로잡혀 있는 것은 꿀꿀이의 계략 때문입니다. 꿀꿀이는 여러분이 과도한 죄책감으로 계속 후회에만 집중하다가 다음번 폭식을 위한 '대가를 미리 치르길' 바랍니다.

이 세상에 폭식했다고 지불해야 할 대가 같은 게 있을 리 없죠. 하지만 꿀꿀이는 우리가 꿀꿀이죽을 한입이라도 먹었으면 대가를 치러야 한다고 생각합니다. 그런 식으로 쟁점을 흐려놓죠. 이런 꽥꽥 소리가 들린다면 꿀꿀이의 본뜻은 다음과 같습니다.

> "어서, 우리가 먹었던 그 맛있는 음식들을 계속 생각하면서 너 자신을 흠씬 두들겨패라고. 그게 다음번에 또 꿀꿀이죽을 먹기 위한 대가라면 어쩔 수 없지!"
>
> –당신 안의 꿀꿀이가

기억하세요. 두 번 다시 폭식하지 않기 위해 우리가 해야 할 일은 폭식을 안 하는 것뿐입니다. 충분히 고통받았다는 것을 보여주기 위해 주걱으로 자기 머리를 내리치는 행동 같은 건 필요하지 않다는 얘기입니다.

> "이봐, 좋은 생각이 있어! 지난번 폭식을 했으니 이번에 두 배로 세게 자신을 벌주는 게 어때? 그렇게 처벌을 미리 받았다 치고 한

번 더 맘껏 먹는 거지! 진짜 좋은 생각 아니야, 친구*!"

- 꿀꿀이가 폭식한 후 우리에게 스스로를 벌주라고 부추기며 하는 말

여러분은 폭식했다고 소설을 쓸 필요가 없습니다. 광장으로 나가 고백할 필요도 없고요.

맞습니다. 여러분은 꿀꿀이에게 에너지를 잘못된 곳에 쓰게 했고, 나쁜 음식을 먹어 몸에 해를 끼치게 했습니다. 하지만 꿀꿀이의 공격 또는 식단계획에서 나타난 문제점을 확인한 후에도 죄책감과 수치심에 계속 몸부림치는 것은 완벽한 시간 낭비입니다. 왜냐하면 여러분은 앞으로 두 번 다시 폭식하지 않을 거고, 그것이면 충분합니다.

여러분의 몸은 하루 이틀이면 회복될 테고, 아울러 자신감도 되살아날 겁니다.

알아듣기 힘든 꽥꽥 소리 #8 : "운동하면 된다"고 유혹하는 전략

"폭식을 해도 될 만큼 이따가 운동 열심히 할 거잖아. 아니면 벌써 했는지도 모르고. 아니면 내일 할 수도 있고. 에라, 모르겠다. 무슨 상관이야? 이거 정말 맛있다. 먹자!!!"

- 당신 안의 꿀꿀이가

---

* 저의 꿀꿀이는 저를 친구라고 부릅니다. 왜 그렇게 부르는지는 모르겠지만….

195

꿀꿀이의 가장 바보 같은 주장 중 하나는 자기 전까지 아직 시간이 남았으니 운동으로 칼로리를 소모할 수 있고, 그러므로 꿀꿀이죽을 먹어도 아무 문제없다고 말하는 것입니다. 어쩌면 한 차례 운동을 열심히 한 후에 이젠 "먹을 자격이 있다"고 꼬드길지도 모르고요. 어쩌면 내일 열심히 하면 된다고 말할지도 모릅니다. 어쩌면 내년, 아니 99살에 운동하면 된다고 할지도 모르죠. ("오, 그거 좋네! 99살까지 실컷 먹다가 죽기 전에 1년만 열심히 운동하자. 정말 좋은 계획이지!"-꿀꿀이가)

문제는 식단계획에서 0.00001퍼센트만 어긋나는 음식도 여러 가지 중요한 것들에 나쁜 영향을 미친다는 사실입니다. 단순히 적정 칼로리 이상을 소비해 체중이 증가하는 문제 외에도 폭식 후 다음 날의 육체 피로, 집중력 감소 같은 물리적 영향도 있고, 혈당, 혈중 나트륨 농도 등의 균형을 다시 맞추기 위해 이전에 먹은 것보다 더 많이 먹어야 할 수도 있어요.

꿀꿀이죽은 꿀꿀이죽이고, 폭식은 폭식입니다. 오늘 아무리 열심히 운동했다고 해도, 내일 운동할 거라고 해도, 아니면 99년이 지난 어느 날 운동할 계획이라 해도 그게 무슨 상관이죠? 여러분은 지금부터 영원히 꿀꿀이죽을 마치 독극물이라도 되는 것처럼 피해야 해요. 나중에 운동으로 소모할 수 있다는 생각으로 일부러 비소를 먹는 사람은 없잖아요. 그런데 왜 꿀꿀이죽은 다르다고 생각하는 거죠?

알아듣기 힘든 꽥꽥 소리 #9 : 굶어죽을 거라는 협박

"그래도 가끔은 식단에 없던 음식도 먹어야 해! 안 그러면 굶어 죽을 거라고!"

- 당신 안의 꿀꿀이가

꿀꿀이죽을 두 번 다시 먹지 않으면, 그리고 앞으로도 먹지 않으면 꿀꿀이는 굶어 죽겠지만 여러분은 잘만 살 겁니다! 꿀꿀이를 우리에 가두세요!

알아듣기 힘든 꽥꽥 소리 #10 : 지적인 논쟁을 벌이려는 전략

"나 바보 아니야. 나도 너만큼 똑똑하다고. 그래 좋아, 내가 네 안에 존재한다는 거 인정할게. 그러니까 내가 폭식에 대해 믿을 수 없이 지적이고 복잡한 얘길 하면 너도 내 얘길 들어줘야지. 나도 너만큼 옳은 말만 한다고. 게다가 너도 사실은 내 얘기 듣고 맛있는 거 마구 먹고 싶잖아. 안 그래? 나가자!!!"

- 당신 안의 꿀꿀이가

꿀꿀이는 해부학적으로 우리 내부에 존재하는 생존 본능에서 나왔기 때문에 녀석도 우리의 선천적인 지능을 전적으로 이용할 수 있습니다. 그렇다고 꿀꿀이의 말을 들어줘야 한다는 건 절대 아니죠!

우리는 가치 있는 목표와 꿈을 성취하기 위해 지능을 사용하지만, 꿀꿀이는 오로지 해로운 목적으로만 사용합니다.

꿀꿀이가 하는 주장의 가치에 대해 논쟁을 벌이는 일은 연쇄살인범과 그가 벌인 행동의 가치에 관해 이야기하는 것과 다르지 않습니다. 건설적이지 않은 토론에 에너지를 낭비하지 마세요. 연쇄살인범이 논쟁에서 이겨 좋을 것은 아무것도 없어요. 설령 그의 말이 옳다고 해도요!

설령 꿀꿀이가 바보가 아니라고 해도 여러분은 꿀꿀이를 바보처럼 대해야 합니다. 꿀꿀이는 음식을 마음껏 먹도록 우리를 설득하기 위해 우리 뇌에서 빌려 간 지적 능력을 모두 사용해요. 꿀꿀이의 궁극적인 목표는 즉각적인 욕구 충족을 미루고 참아 사려 깊게 행동하는 인간의 능력을 제거하는 것이죠. 대신에 정육점 앞의 개처럼 행동하게 만들어요.

꿀꿀이가 아무리 똑똑해 보인다고 한들 녀석은 무슨 지적인 활동을 하려는 게 아닙니다. 토론을 벌이는 유일한 목적은 여러분을 야생동물처럼 행동하게 만들려는 것이죠.

여러분이 꿀꿀이를 바보처럼 대하지 않으면 꿀꿀이가 여러분을 바보처럼 대하게 될 겁니다!

인간의 권리와 책임을 동물에게 주는 것은 매우 바보 같은 일입니다. 우리는 면허증(또는 투표권)을 개에게 주진 않죠. 그것들이 마음대로 냉장고, 정육점과 슈퍼마켓에 가도록 내버려

　　　　　　　　　　네버 빈지 다이어트

두어선 안 됩니다.

꿀꿀이와 토론을 할 필요는 전혀 없어요. 꿀꿀이는 동물이므로 항상 동물처럼 대하는 게 옳습니다!

알아듣기 힘든 꽥꽥 소리 #11 : 끝까지 완성하지 못하게 방해하는 전략

"있지, 너 요즘 정말 잘해내더라. '네버 빈지 어게인' 어쩌고를 시작한 이후로 건강도 잘 돌보고 있고 말이야. 외모도 기분도 예전보다 훨씬 좋아졌잖아. 마침내 날씬하고 건강해졌으니 이젠 맛있는 음식을 잔뜩 싸들고 잠깐 바람이라도 쐬는 건 어때? 너랑 나랑 지금 말이야. 어때? 가자, 가자, 응? 제발!!!?"

–당신 안의 꿀꿀이가

이 말도 안 되는 꽥꽥 소리에 답하기 위해 이렇게 질문해보겠습니다. 여러분의 몸은 가능한 많은 쓰레기를 처리할 목적으로 만든 커다란 쓰레기통인가요? 통에서 꿀꿀이죽을 비우자마자 또 다른 쓰레기를 담기 위해 달려가는 게 맞는 걸까요?

아니면 여러분의 몸은 정신을 담은 신성한 그릇인가요? 더 높은 목표와 꿈을 이루기 위해 에너지·평화·행복을 공급해주는 원천인가요?

정답은 여러분도 아시겠죠? 꿀꿀이의 답이 뭔지도 알 테고요. 그러니 어떻게 해야 할지도 알겠고요. 꿀꿀이를 우리에 가두세요!

　하지만 위의 답변이 충분치 않다고 생각된다면 지금의 상황을 6가지 다른 상황에 비유해보겠습니다.

- 고등학교 과정을 한 학년 마칠 때마다 한 달씩 결석한다면 그 학생은 절대 고등학교를 졸업하지 못합니다.
- 고층 빌딩을 짓는 건축업자가 건물이 3~4층 올라갈 때마다 때려 부수면 건물은 절대 완성될 수 없습니다.
- 소변이 한두 방울 나오려 할 때마다 소변보기를 멈추면 결국 방광은 터지고 말 겁니다.
- 매일 밤, 잠을 두 시간만 자겠다고 결심한 사람은 몇 주 안에 수면부족으로 인해 정신병을 얻을 수도 있습니다.
- 강 위에 다리를 반만 건설하고 차들을 그 위로 지나가게 하면 차들은 죄다 강으로 떨어질 겁니다.
- 개가 바깥에서 착하게 행동할 때마다 카펫에 똥을 누게 해준다면, 흠… 저녁식사 초대를 해도 그 집에는 오려는 사람이 아무도 없을 거라고만 해두죠!

　세상에는 끝까지 완성하지 않으면 안 되는 프로젝트들이 있습니다. 그리고 여러분의 건강관리와 몸만들기 프로젝트는 그 목록 순위 안에서 첫 번째는 아니더라도 적어도 다섯 손가락

안에는 들어야 하지 않을까요?

이 꿀꿀 소리는 교묘한 구석이 있어서 깜빡 넘어가기 쉽습니다. 실제로 의지력은 한정되어 있어 금방 고갈된다고 말하는 증거들이 많죠. 정크푸드를 먹을지, 건강한 음식을 먹을지 결정하는 일처럼 서로 대립되는 선택지 중에서 결정을 내리는 일은 정신 에너지를 정말 많이 소모합니다. 그래서 그날 하루만 보면 좋은 결정을 한 것 같아도 여러 날을 보내며 스트레스에 오래 노출될수록 좋지 못한 선택을 하게 될 확률이 높아진다고 하죠. 겉으로 보기에 의지력은 결국 실패할 운명이고 폭식을 두 번 다시 하지 않겠다는 다짐은 불가능한 꿈처럼 느껴질 겁니다.

하지만 과학적 연구 결과를 맥락에 따라 살펴보면 이런 생각은 그저 꿀꿀이의 계략이란 것이 눈에 보일 겁니다. 핵심은 실질적인 결정을 내릴 때는 의지력이 필요하지만, 의심할 여지 없이 선택지가 분명한 일을 결정할 때는 사실상 노력이 거의 필요하지 않다는 사실을 이해하는 것입니다.

못 믿겠다고요? 좋습니다! 또 다른 사고 실험을 해보죠. 오늘 여러분이 은행에 가서 강도질을 하지 않으려면 의지력이 얼마나 많이 필요할까요? 은행에 가서 돈을 훔칠까 말까 고민하며 여러 날을 보내셨나요? 지금까지 한 번도 도둑질을 한 적은 없지만, 특별히 피곤하고 스트레스를 받은 어느 날, 강도질을 하고 싶은 충동을 이겨내지 못할까 봐 걱정하고 있나요?

물론 아니죠! 왜 그런가요? 여러분은 은행 강도가 아니므로 은행에서 돈을 훔칠 일은 절대 없을 거예요. 그러니 아무 고민 없이 은행 앞을 걸어가는 일에 무슨 노력이 필요하겠습니까? 여러분은 자신도 모르는 사이 원칙에 따라 도둑이 되지 않겠다고 이미 결정한 상태예요. 도둑질은 여러분의 품성과 맞지 않기 때문에 그걸 거부하는 데는 전혀 노력이 들지 않죠. 여러분이 아무리 스트레스를 받고 그 순간 의지력이 아무리 조금 남았다고 헤도 상관없어요. 왜 그럴까요? 여러분은 은행에서 강도질을 하는 나쁜 사람이 아니라 법을 잘 지키는 선량한 시민

네버 빈지 다이어트

이기 때문이죠.

예가 너무 과장됐다고요? 그렇다면 수준을 조금 낮춰보죠. 평소 여러분은 식당에 가서 밥을 먹을 때 계산대에 놓인 종업원들의 팁을 보면 몰래 가져가지 않으려고 있는 힘껏 노력해야 하나요? 주변에 보는 사람이 아무도 없을 때는 어떤가요?

제가 말하려는 요지는, 여러분은 인격적으로 옳지 않은 일이라고 판단한 어떤 일에 대해서는 하지 않으려고 안간힘을 쓰고 애를 쓸 필요조차 없다는 것입니다. 기준만 분명하다면 사람 됨됨이, 즉 본래 지닌 인품이 의지력을 이긴다는 뜻이죠.

식단계획에서 조건부 허용 항목을 다룰 때는 상황이 조금 더 어려워지긴 하지만 많이 힘든 정도는 아닙니다. 왜냐하면 모든 조건부 항목은 사실상 절대 금지 항목으로 바꿔 해석할 수 있으니까요.

예를 들어, "야구 경기를 보러 갈 때만 프레첼을 먹겠다"는 "야구 경기장 밖에서는 절대 프레첼을 먹지 않겠다"는 뜻이 되고요, "주말에는 열량 상관없이 먹고 싶은 양만큼 실컷 먹겠다"는 "주중에는 하루 2750칼로리 이상은 절대 먹지 않겠다"로 바꿔 이해할 수 있습니다.

마찬가지로 항상 필요 항목도 절대 금지 항목으로 바꿔 해석할 수 있습니다. 예를 들면, "아침에 눈을 뜨자마자 물 한 잔을 항상 마시겠다"는 "물 한 잔을 마시지 않으면 침대 밖으로 절대 나가지 않겠다"로 바꿀 수 있습니다. 제 말뜻 알겠죠?

핵심은 식단계획의 모든 규칙을 정의할 때 애매한 부분 없이 명백하게 만드는 것입니다. 만약 여러분이 경계선을 구분하는 데 특별히 '명백한 기준'을 적용한다면 규칙을 인지하고 지키는 데 의지력은 전혀 필요하지 않을 거예요.

여러분이 꿀꿀이의 욕망을 사실상 실행 가능한 선택지라고 받아들일 때만 그것을 거부하기 위해 의지력도 필요하게 되는 것이죠.

알아듣기 힘든 꽥꽥 소리 #13 : "마지막으로 이번 한 번만" 전략

대부분 이런 꽥꽥 소리를 많이 들어보셨을 겁니다. "마지막으로 이번 한 번만… 내일 다시 시작하면 되잖아. 안 될 게 뭐 있어? 제발! 응, 응!!!??"

"1인치를 내주면 1마일을 가지려 한다"는 옛말처럼 꿀꿀이의 속내도 그런 마음이죠! 그렇기 때문에 우리는 항상 지금 이 순간 건강하게 살도록 노력해야 합니다. 한 입 한 입이 다 중요합니다.

우리는 절대 굴복하지 않을 겁니다. 절대, 절대, 절대로요! 지금 이 순간, 항상 건강해지기 위해 노력하세요.

알아듣기 힘든 꽥꽥 소리 #14 : 식욕 때문에 계속 폭식해야 한다는 주장

"강렬한 식욕 때문에 평생 고통에 시달리게 될 거야!"

－당신 안의 꿀꿀이가

대부분 처음 꿀꿀이를 우리에 가두면, 매우 요란스러운 꿱꿱 소리를 듣게 됩니다. 녀석은 끊임없이 몰려오는 식욕 때문에 이제부터 우리 삶은 끝없이 계속되는 고통의 연속, 그 자체가 될 거라고 말합니다!

하지만 과학적으로 증명된 뇌의 신경가소성이라는 원리가 우리를 구조해줄 테니 걱정하지 않아도 됩니다. 신경가소성이란 '함께 활성화된 뉴런이 서로 연결되는' 특성을 말해요. 그래서 충분히 오랫동안 꿀꿀이에게 꿀꿀이죽을 주지 않고 대신 건강한 음식을 섭취해 몸에 정말 필요한 영양소를 공급해주면, 우리 뇌의 신경망 구조는 꿀꿀이죽 대신 더 건강한 음식에 식욕을 느끼는 쪽으로 저절로 바뀌게 되죠.

저도 초콜릿을 끊은 뒤 그런 경험을 했어요. 제 경험은 설명을 위해 예로 든 것일 뿐, 여러분에게 초콜릿을 끊어야 한다는 뜻은 아니니 오해하지 말기 바랍니다.

어쨌든 저의 꿀꿀이는 초콜릿을 먹고 싶은 욕망이 참을 수 없을 만큼 강하고 영원히 지속될 거라고 주장했었죠. 처음에는 실제로 지금껏 느껴보지 못한 강렬한 욕구가 몰려오기도 했었고요. 하지만 저는 네버 빈지 어게인이 작용하는 원리를 이해하고 있었기에 포기하지 않고 어떤 수준의 불편함도 참고 감내하겠다고 다짐했죠. 그랬더니 정말 기적 같은 일이 벌어졌습니다.

초콜릿을 먹고 싶은 욕망이 차츰 사라지지 않겠어요? 처음에는 횟수가 줄었고, 그다음에는 강도가 약해졌죠. 대략 6~8주가 지난 후에는 거의 완전히 사라졌고요.

지금 저는 초콜릿을 안 먹은 지 3, 4년 정도 됐고(정확한 기간은 기억하지 못하는데, 그렇게 해야 하는 이유는 '공개적으로 날짜를 세지 마라'에서 설명했죠?), 그게 어떤 맛이었는지 기억조차 못합니다. 기억하고 싶지도 않고요. 왜냐하면 초콜릿을 끊어 더없이 행복하고, 또 한 입만 먹어도 꿀꿀이를 다시 깨우게 되리란 것을 알고 있기 때문이죠. 그리고 꿀꿀이는 이제 더 이상 어떤 방법으로도 초콜릿을 먹고 싶은 욕망을 얘기하지 않습니다!

중요한 것은 식욕 때문에 계속 폭식해야 한다는 꿀꿀이의 생각은 명백히 틀렸다는 사실입니다. 그런데도 여러분은 이런 꽥꽥 소리에 잘 넘어가죠. 그 이유는 뇌 구조가 본래 그랬던 상태로 재편될 때까지 충분히 오랫동안 뭔가를 자제해본 경험이 없기 때문이에요.

하지만 이제 네버 빈지 어게인 기법을 알았으니 그 벽을 잘 통과하리라 믿습니다. 그리고 꿀꿀이가 얘기한 것만큼 그렇게 높은 장애물도 아니니 미리 겁먹지 마세요! 단, 도중에 꿀꿀이 죽을 먹으면 오히려 내성이 생겨 모든 걸 처음부터 다시 시작해야 합니다.

알아듣기 힘든 꽥꽥 소리 #15 : 다음번을 노리는 전략

"지금은 널 설득하지 못했지만 다음번엔 꼭 설득하고야 말겠어!"

–당신 안의 꿀꿀이가

고객들에게 꿀꿀이의 꽥꽥 소리를 알아듣도록 교육을 하다 보면 어느 순간 '이 사람이 이제는 폭식하지 않겠다는 확신에 차 있구나'라는 생각이 들 때가 옵니다. 한편 고객의 꿀꿀이 역시 나중에는 무슨 일이 있어도 폭식하게 될 거라고 확신에 차 말하죠. 내일, 다음 주, 파티에서, 휴일에, 누군가의 생일 파티에서, 조만간 그 사람이 너무 배고프고 화나고 외롭고 피곤할 때, 감정적으로 너무 흥분된 상태일 때 등 기회는 많으니까요.

하지만 여러분이 폭식을 할 수 있는 유일한 시간은 지금뿐인데, 문제는 꿀꿀이에게 타임머신이 없다는 거예요. 모든 면에서 미래의 의지가 향하는 시점은 '지금'입니다. 심지어 여러분이 책을 읽고 있는 지금 이 순간에도, 문장의 쉼표 부분까지 읽은 순간에도, 시간은 다시 한번 '지금'이 되었고요. 그리고 다시 지금이라는 시간이 왔습니다. 그리고 이번에도 '지금'이 되었고요.

제가 '지금'을 이렇게 장황하게 강조하는 이유는 여러분이 두 번 다시 폭식하지 않기 위해 해야 할 일은 '지금' 폭식하지 않는 것이기 때문입니다. 그리고 시점이 '항상' 지금이기 때문에 지금 폭식하지 않는다는 말은 영원히 폭식하지 않는다는 말로 바꿔 해석할 수 있고요.

괴상한 논리긴 하지만, 꿀꿀이의 "다음번엔 꼭 설득하고야 말겠어"라는 말 때문에 생긴 의심과 불안을 없애는 데는 효과가 있습니다. 역설적이게도 그런 꽥꽥 소리를 물리치는 데는 이런 논리면 충분합니다.

"지금 나는 절대 폭식하지 않는다. 그러므로 두 번 다시 폭식하지 않을 것이다"는 말은 일반적인 중독 치료 프로그램에서 강조하는 '하루하루 조금씩' 철학과 매우 다르다는 사실을 유의하세요. '하루하루 조금씩'이라는 표현은 "어쩌면 나는 내일 폭식할지도 몰라, 내가 조절할 수 있는 건 오늘뿐이야"라는 의미를 담고 있거든요. 게다가 인간은 중독 앞에 무기력하다는 철학에서 나온 방법이기도 하고요. 반면 "지금 나는 절대 폭식하지 않는다. 그러므로 두 번 다시 폭식하지 않을 것이다"는 우리는 중독을 참아낼 힘이 있다는 철학에서 나왔습니다.

자신을 조절하는 주체는 여러분입니다. 나는 두 번 다시 폭식하지 않겠다고 자신 있게 선언할 수 있는 사람도 여러분이고요. 여러분은 하루하루 겨우 절제하는 일 말고는 더 바랄 게 없는, 병들어 무기력하고 약한 존재가 아닙니다. 치료 과정 중 재발은 어쩔 수 없다고 믿지도 않고요.

꿀꿀이에게는 타임머신이 없습니다. 여러분이 기억할 것은 "나는 지금 절대 폭식하지 않는다"는 말입니다. 제가 하고 싶은 말은 이게 다인 것 같군요.

알아듣기 힘든 꽥꽥 소리 #16 : 과거의 실수를 들먹이는 전략

"넌 항상 이런 식이었으니 앞으로도 그럴 거야."

-당신 안의 꿀꿀이가

과거에 여러분은 꿀꿀이에게 항상 지기만 했을지도 모릅니다. 하지만 과거가 미래를 결정하진 않죠. 그리고 과거의 행동을 정확히 반복하는 것 말고 우리가 할 수 있는 일이 아무것도 없다면 모든 학습은 무의미할 겁니다. 하지만 그렇지 않다는 건 여러분도 잘 알죠? 과학·문학·윤리·수학 모든 분야에서 인간은 진보해왔고, 인간인 우리는 학습하는 기계나 마찬가지라고요.

작가이자 심리학자인 웨인 다이어Wayne Dyer의 말을 빌리면, 모터보트를 타고 미시간호 위를 50마일의 속도로 달리면 그 뒤로 배가 지나간 흔적이 길고 똑바르게 한 방향으로만 남게 됩니다. 그렇다고 그 항적이 배의 방향을 돌리지 못할 이유가 되지는 않죠.

그러니 여러분도 방향을 돌리고 꿀꿀이를 우리에 가두시기
바랍니다!

'알아듣기 힘든 꿀꿀이의 꽥꽥 소리'에 관한 상세 인터뷰

꿀꿀이의 교묘한 꽥꽥 소리에 대해 더 자세히 다룬 인터뷰
를 듣고 싶다면 www.NeverBingeAgain.com에서 '알아듣기 힘
든 꿀꿀이의 꽥꽥 소리'라는 오디오 파일과 대본을 다운받기
바랍니다.

그만 먹어라,
이유를 찾지 말고!

유명작가이자 강사인 짐 론Jim Rohn은 "절제하는 삶이 후회하는 삶보다 낫다"고 말했지만, 꿀꿀이는 이 말에 절대 동의하지 않을 겁니다. 녀석은 절제가 자유를 제한한다고 주장하지만, 사실은 정반대입니다.

처음 운전면허를 땄을 때, 온 세상이 자기 앞에 활짝 열리는 것 같았던 기분을 기억할 겁니다. 마침내 다른 사람에게 의지하지 않고도 가고 싶은 곳은 어디든 갈 수 있게 되었죠.

하지만 대부분 이런 자유를 얻기 위해 먼저 일련의 기술들을 배우고 훈련해야 했던 사실은 잊었을 겁니다. 운전자가 지켜야 할 교통규칙을 배우고, 일정 시간 도로 연수도 받고, 필기시험도 통과해야 했죠. 그런 후에 도로 주행시험도 치러야 했고요.

차를 운전할 자격은 교통규칙을 성실하게 지킬 수 있는지 자신의 능력을 증명한 사람에게만 주어집니다. 규칙을 익히고 훈련을 통과하는 일은 자유를 제한하는 것이 아니라 우리가 사회에서 더 많은 자유를 얻어내는 방법이에요.

이런 식으로도 생각해볼 수 있습니다. 자유는 공짜로 얻어지는 게 아니죠! 기꺼이 대가를 지불한 사람만 누릴 수 있습니다.

꿀꿀이는 우리가 절제된 식단규칙을 지키느라 자유를 포기했다고 말하지만, 절제와 훈련은 자유를 얻기 위한 대가입니다. 절제하지 않고 여러분은 다음과 같은 자유를 절대 누릴 수 없습니다.

- 죄책감 느끼지 않고 먹을 자유
- 날씬한 몸매로 살 자유
- 잘못된 식이로 인해 생기는 질병을 최소화할 자유
- 좋은 영양분을 섭취하여 활력 넘치게 살 자유
- 욕구를 조절하고 자신감 넘치는 삶을 살 자유
- 무얼, 언제, 어디서 먹을지 선택할 자유
- 더 의미 있는 목표를 세우고, 그것을 이룰 때까지 자신을 믿고 꾸준히 노력하며 점진적으로 나아갈 자유

절제된 식단규칙은 우리의 자유를 제한하는 게 아니라 100배

로 증가시켜줍니다. 사실상 우리의 자유를 제한하는 것은 꿀꿀이입니다. 만약 꿀꿀이가 마음대로 하게 내버려두면 여러분은 충동의 노예가 될 뿐이며 진정한 자유는 완전히 사라지게 됩니다.

식단조절이라는 주제를 처음부터 자유와 절제가 대립되는 문제처럼 표현한 것도 꿀꿀이입니다. 꿀꿀이는 우리가 둘 중 하나를 선택해야 하는 것처럼 말하지만, 사실 절제가 없는 곳에는 자유도 존재하지 않죠.

진짜 문제는 여러분이 '절제의 삶을 택할 것인가, 후회의 삶을 택할 것인가'입니다. 이 주제를 이런 문맥에서 접근하면 선택의 여지가 없다는 생각이 들지 않나요? 이제 뭘 해야 할지는 알죠? 꿀꿀이를 우리에 가두세요!

오래전 저는 직접 기금을 마련해 4만 명이 넘는 사람들을 대상으로 '개인의 특성과 폭식 및 음식 선택의 상관관계'를 주제로 설문 조사를 했고, 그때부터 음식 중독에 관해 본격적으로 연구하기 시작했습니다. 그리고 설문 결과를 바탕으로 『머리로 먹어라Eat with Your Head』라는 제목의 책을 썼고, 몇 년 후에는 아내와 함께 '이모셔널이팅시크릿닷컴EmotionalEatingSecrets. com*'이라는 웹사이트도 만들었습니다.

그 당시 저는 개인의 심리를 깊이 탐구하면 그 사람이 폭식하는 이유를 설명할 수 있을 거라고 생각했습니다. 게다가 폭

식을 멈추기 위해 그런 통찰력은 필수라고 믿었고요. 하지만
여러 해가 지난 지금, 그 믿음은 명백히 잘못된 생각이라는 것
을 알게 되었어요!

자아성찰과 폭식은 아무 상관없다

내 꿀꿀이는 초콜릿과 피자를 좋아하는데 왜 다른 사람의 꿀
꿀이는 도넛과 감자칩을 좋아하는지, 나는 사람이 없는 데서 주
로 폭식하지만 왜 어떤 사람은 지인들과 함께 폭식하기를 좋아
하는지, 어떤 사람은 화가 날 때 폭식하지만 또 어떤 사람은 외
로울 때 폭식하는 이유가 뭔지 등등 어쩌면 이런 것들을 알아내
는 일은 흥미롭고 심리학적으로도 가치가 있을지 모릅니다.

하지만 여러분이 폭식을 멈추려면 이런 질문에 반드시 대답
할 수 있어야 한다는 개념은 100퍼센트 꿀꿀이의 꽥꽥 소리예
요. 다음과 같은 얘기는 꿀꿀이의 관점에서 나온 소리라는 걸
이해해야 합니다.

---

* 심리학과 음식 중독에 대한 기본 개념부터 잘못됐다는 판단이 들자마자 저는
  시중에 판매되고 있던 책은 바로 회수했지만, 웹사이트는 다른 동업자들과 함
  께 진행하던 프로젝트와 법적으로 복잡하게 얽혀 있어 바로 폐쇄할 수가 없었
  습니다.

"있지, 엄마 아빠는 우리를 많이 사랑해주지 않았잖아. 진짜 심한 말이나 행동을 한 적도 여러 번 있었고. 누구나 사랑받을 자격이 있는데, 안 그래? 엄마 아빠 때문에 생긴 마음속 빈자리가 너무 크니까 그걸 메우기 위해서라도 우리는 계속 뭘 많이 먹어야겠어. 최소한 과거에 일어났던 그 슬픈 일들이 모두 드러나고 사랑을 대신할 만한 걸 찾을 때까지만이라도 그렇게 해야 해. 그럼, 그럼. 꿀꿀이죽이 부모님의 사랑을 대신할 수 없다는 건 나도 잘 알지. 하지만 확실히 맛은 좋잖아. 너 너무 안됐다. 정말 속상하겠어. 가서 뭐 좀 실컷 먹자!!!"

– 당신 안의 꿀꿀이가

아니면 이런 얘길 할 수도 있습니다.

"사는 게 너무 스트레스야. 우리는 목표와 꿈을 이루려고 이렇게 열심히 노력하는데 주변 사람들은 그다지 도와줄 생각도 하질 않고. 이 세상에서 믿을 건 꿀꿀이죽뿐이라니까. 어쩌면 스트레스를 덜 받거나 해소할 방법을 알게 되면 폭식을 멈출 수 있을지도 모르지. 하지만 지금은 스트레스를 풀기 위해서라도 실컷 먹어야 해. 우!!! 우!!! 얼마나 맛있다고!!!"

– 당신 안의 꿀꿀이가

저도 인간의 심리와 정신적 자아성찰을 추구하는 삶을 전적으로 옹호하는 사람이니 오해는 하지 말아주세요. 사실 저 역시 저의 생각과 감정, 과거의 경험을 탐색하기 위해 오랫동안 심리치료사·라이프 코치·영적 스승 같은 전문가들을 찾아다녔었죠. 덕분에 현재 더 의미 있는 삶을 살고 있고 앞으로도 그런 삶을 절대 포기하지 않을 생각이고요.

하지만 자아성찰은 폭식을 중단할 능력과는 아무 관계가 없습니다. 전혀 눈곱만큼도 없어요. 우스울 정도로 간단한 개념이라 굳이 말로 표현할 필요도 없지만, 우리 문화 자체가 둘의 관계를 혼동하고 있다 보니 다시 한번 확실하게 말씀드려야 할 것 같군요.

여러분은 폭식하는 이유에 대해 알 필요조차 없습니다. 그냥 끊어야 합니다.

'4학년 생일파티 때 친구가 아무도 오지 않아서, 옷을 다 벗고 있는 엄마의 모습에 충격을 받아서, 어린 시절 유치원 수업이 끝나고도 할아버지가 깜빡 잊고 나를 데리러 오지 않아서' 등의 이유는 아무래도 상관없습니다.

여러분은 건강하게 먹는 방법을 알고 있고, 애매하지 않고 확실한 식단을 구성하는 방법도 알고 있습니다. 단기간에 얻는 만족감과 장기간 얻을 건강 사이에서 적절히 균형을 찾기 위해 깊이 고민하고 이성적으로 판단할 능력도 갖췄고요. 폭식이 뭔

네버 빈지 다이어트

지, 폭식이 아닌 건 뭔지도 알고 있어요. 그러니 그저 폭식을 다시 하지 않으면 됩니다. 영원히.

사랑하는 모든 사람이 어느 날 갑자기 죽는다고 해도, 충분한 이유가 있어 외롭고 소외감을 느끼고 화나고 우울하고 불안하고 아무 이유도 없이 스트레스를 받는다고 해도 말이죠. 절대 폭식은 하지 마세요!

여러분 인생 중 어떤 특정한 시간과 환경에서 폭식을 시작하게 되었는지, 또 왜 폭식하게 되었는지 납득할 만한 이유를 찾고 싶다면, 좋습니다. 여러분의 정신세계를 탐구해보세요. 분명 긍정적인 힘을 얻게 될 테니까요.

하지만 정확한 답을 찾을 때까지 기다릴 필요는 없습니다. 폭식을 멈추기 위해 정신과 의사를 찾아갈 필요도 없고요. 폭식을 멈추려면 그저 명료한 기준선을 만들고 멈추세요. 그게 여러분이 폭식의 심리학에 관해 알아야 할 전부입니다.

폭식의 심리학

폭식의 심리학이란 정말 이렇게 간단합니다. 종종 폭식을 정서적 경험과 연관 짓지만, 그래서 인간의 심리를 연구할 때 훌륭한 출발점으로 삼기도 하지만, 과거 경험은 폭식의 원인이 될 수도 없고, 되지도 않습니다!

감정적 혼란 상태가 폭식을 일으킨다는 개념은 사실 매우 해로운 생각입니다. 왜냐하면 혼란이 정리되거나 완벽히 이해되기 전까지 폭식을 계속해도 된다는 핑계를 만들어주기 때문이죠.

지금 제가 하는 이야기는 심리학 분야에서 박사 학위를 받은 사람으로서 진지하게 하는 말이니 절대 가볍게 여기지 말아주세요! 저는 대대로 심리학과 심리치료를 연구한 전문가들이 많은 집안에서 태어나 성장했고, 지금도 저의 가장 중요한 임무는 심리학 연구라고 생각합니다.

폭식은 여러분을 야생동물로 변신시킵니다. 인간으로서 지켜야 할 법칙을 무시하게 만들고 모든 것이 야만적이고 혼란스러우며 단순무식한 정글로 여러분을 되돌려놓을 거라는 얘기예요. 폭식은 여러분의 정신세계를 완전히 파괴합니다. 폭식하는 이유를 연구하느라 긴 시간을 허비하지 마세요. 그냥 멈추세요.

인간의 정신으로 동물적 본성을 지배하는 편에 서겠다고 결정하세요. 그래서 꿈도 이루고 여러분의 경험을 주변 사람들에게도 전해야죠. 이것이 제가 폭식의 심리학에 대해 내린 마지막이자 단 하나의 결론입니다.

불우한 어린 시절 때문에 정신적으로 커다란 상처를 입고 충동적으로 자기 파괴적인 행동을 하게 됐다는 주장이 근거 없는 이야기는 아니에요. 하지만 과거의 불행을 자신이 겪은 그대로 남에게 갚아주려는 사람이 있는가 하면, 반대로 그것을 딛고 일어서 더 강한 인물로 성장하는 사람도 있습니다.

맞아요. 아동학대를 당했던 사람 중에는 약물 중독자가 되거나 심각한 폭식 증세를 보이는 사람도 있어요. 심지어 자기 아이를 상대로 학대를 반복하는 사람도 있고요. 하지만 놀랍도록 부드러운 성품으로 성장해 비슷한 고통을 겪는 다른 사람을 돕기 위해 열심히 노력하는 사람도 있습니다. 이 세상에 태어나 의미 있는 삶을 살 것인지, 복수하는 삶을 살 것인지는 우리가 각자 선택해야 할 문제입니다.

복수의 여정을 가는 사람에게서 폭식은 떨어질 줄 모르죠. 절대 폭식하지 않겠다고 결심하는 사람은 용서와 화해의 길을 가게 될 테고요. 삶이 주는 모든 것을 누리기 위해서라도 여러분은 꿀꿀이를 우리에 가두기만 하면 합니다!

죄책감과
수치심 떨쳐버리기

꿀꿀이의 입을 다물게 하고 여러분이 책을 계속 읽을 수 있도록 죄책감과 수치심을 다루는 방법에 관해서는 책 전반을 통해 계속 얘기했었죠? 이번 장에서는 혹시라도 실수를 저지른 것에 대해 그런 기분을 느낄까 봐 두려워하는 분들의 마음을 좀 더 편하게 해드리려고 합니다.

그동안 저는 네버 빈지 어게인 방식이 매우 흥미롭긴 하지만, 보나마나 다시 폭식하게 될 텐데 그때 느낄 '죄책감과 그로 인한 후유증'이 두렵다며 시도조차 못 하는 분들을 많이 보았습니다. 하지만 조금만 주의를 기울이면 이런 말도 그저 꿀꿀이의 꽥꽥 소리임을 인지할 수 있을 거예요.

"귀찮게 식단계획 같은 거 따라하려 하지 마. 넌 어차피 이런 거 완벽하게 지키지도 못하잖아. 그럼 결국 끔찍한 죄책감에 시달릴 텐데? 이렇게 바보 같은 짓은 다시 시도조차 못 하게 될 거야. 왜 이래? 이런 말도 안 되는 걸 진짜 해볼 작정이야? 가서 맛있는 거나 먹자!!!"

－당신 안의 꿀꿀이가

보다시피 꿀꿀이에게는 여러분을 무너뜨릴 계획이 다 있군요. 하지만 여러분에게도 성공할 계획이 있습니다. 이 차이를 기억하고 이런 야비한 녀석은 그냥 무시해버리자고요.

죄책감과 수치심의 목적은 잘못된 행동에 관심을 가지고 주의 깊게 살펴 고치기 위해서예요. 그것은 자연스럽고 건강한 현상이죠. 그러므로 일단 절대 폭식하지 않기 위해 탄탄한 계획을 세웠다면, 죄책감이나 수치심에 계속 매달릴 이유가 없어요.

폭식에 대한 죄책감과 수치심은 다시 폭식할 마음이 없다면 금세 흩어져 사라져버릴 감정입니다. 뜨거운 난로에 손을 덴 후 느끼는 고통과 매우 비슷해서, 일단 그렇게 하면 안 된다는 것을 배우면 손의 통증은 금세 없어지죠. 난로를 만졌다는 이유로 한 달 내내 자책을 할 필요는 없습니다. '그런 행동은 다시 하지 말아야지' 하고 단단히 마음먹었다면 나머지는 자연스럽게 사라지죠.

그런데 최근 심리학계는 빅토리아 시대 이후로 아주 자연스럽고도 인간적인 감정(주로 성욕과 분노)에조차 죄책감과 수치심을 느끼게 되었다며, 그런 감정 자체를 아예 근절해야 한다는 조금 과격한 주장을 하고 있습니다. 하지만 그런 주장 역시 건강한 생각은 아니에요.

사실 우리는 약속을 어겼을 때 죄책감을 느껴야 합니다. 그렇지 않으면 달라지겠다는 동기도 쉽게 사라지고 약속의 의미나 가치도 훼손될 테니까요.

하지만 동시에 잘못된 부분을 분석하고 그 부분을 수정하기 위해 앞으로 어떻게 할 것인지 결정했으면 이런 불편한 감정은 기꺼이 사라지도록 내버려둘 줄도 알아야 합니다.

더 깊이 분석하고 실수를 바로잡기 위해 죄책감과 수치심에 계속 사로잡혀 있는 것은 다시 폭식하기 위해 미리 속죄해두자는 꿀꿀이의 계획입니다.

죄책감을 두려워하게 만드는 꿀꿀이를 내버려두지 마세요. 일단 문제를 수정했다면 그럼 감정은 그냥 잊어도 좋습니다.

뜨거운 난로에 손을 데면 매우 아프죠. 음식으로 인한 실수도 정말 아프고요. 하지만 여러분은 실수를 회복할 능력을 충분히 갖고 있습니다. 실수는 과거의 일로 남겨놓으세요. 꿀꿀이를 우리에 가두고 녀석이 빠르게 힘을 잃어가는 모습을 지켜보세요!

'무의식적'으로 하는 폭식

항상 꿀꿀이는 자기가 무슨 짓을 하는지 우리가 모르기를 바랍니다. 녀석이 무슨 일을 저지를지 우리가 완벽히 안다면 자기에게 어떤 자유도 주지 않을 것을 알고 있기 때문이죠! 이런 맥락에서 사람들은 마치 다른 존재에게 '조종당한' 것처럼 조금은 '무의식적'으로 폭식하게 됐다는 말을 자주 합니다. 심지어 이런 상태가 몇 주, 몇 달씩 지속되다가 어느 순간 '정신을 차리고' 보니 체중도 늘고 비참한 기분이 들었다고 말하는 사람도 있고요.

하지만 이 말은 정확한 표현이 아닙니다. 오히려 폭식하는 동안 우리가 무얼 하고 있는지 의식적으로 생각하지 않으려 했다는 표현이 더 정확하고 우리에게 도움이 될 겁니다. 꿀꿀이가 실컷 먹을 수 있도록 보고도 못 본 척해주었다는 뜻이죠. 우리가 일시적인 혼수상태에 빠진 게 아니고요!

폭식한 어떤 사람을 바로 인터뷰해보면 그 사람은 방금 일어난 일을 거의 다 기억하고 있을 가능성이 큽니다. 무얼 먹었는지, 어떤 브랜드의 식품을 샀는지, 포장지는 어떤 모양이었는지, 그걸 사느라 돈은 얼마를 냈는지, 어디서 샀는지, 계산원은 어떻게 생겼는지, 그 쓰레기 식품이 있던 선반 주변에는 또 어떤 다른 것들이 진열되어 있었는지, 무얼 살지 결정했던 당시의 상황과 얼마나 많은 양을 카트에 담았는지 등을 정확히 재구성할 수 있죠. 그리고 조금 더 노력을 기울이면 가게에 갔을 당시 생각의 흐름까지 모두 기억할 수 있고요.

폭식하는 내내 머릿속 캠코더는 계속 돌아가고 있었지만, 여러분은 렌즈를 통해 그 상황을 들여다보길 거부한 것뿐이에요.

이성적이고 의식이 있는 사람이 통제 불능의 행동을 한 자신을 받아들이기란 쉽지 않기 때문에 이처럼 생각하는 것이 매우 자연스러운 현상이긴 하지만, 그러지 말아야 할 결정적인 이유가 존재합니다.

무의식적으로 폭식하게 됐다고 생각하면 실수 이후 느끼는 죄책감과 수치심에서는 벗어날 수 있을지 모르지만, 그 대가가 너무 크기 때문입니다.

꿀꿀이가 마음껏 먹기 위해 우리를 무의식에 빠뜨릴 수 있다고 믿는 것은 곧 여러분의 자유의지와 책임감을 포기하는 것과 같습니다. 꿀꿀이가 여러분을 혼수상태로 만들 수 있다고 믿는 것은 자기가 한 약속을 지킬 의지와 능력 모두를 없애는 행위나 마찬가지죠.

식단계획은 더 큰 목표를 세우고 성취하기 위해 여러분이 한 약속입니다. 인생에서 바라던 것들을 이루기 위해, 사랑하는 사람에게 좋은 모습을 보여주기 위해, 자기가 바라는 그런 사람이 되기 위해 우리는 약속했어요.

폭식과 연관된 죄책감과 수치심은 떨칠 수 있고 떨쳐버려야 합니다. 먼저 그런 감정이 꽥꽥 소리였음을 인지하고 필요하다면 식단계획을 수정한 뒤, 다시 100퍼센트의 노력으로 지켜나가야 한다는 사실을 기억하세요.

그러므로 과거의 폭식 행동을 덮기 위해 이상한 '정신적 마비 증상' 같은 걸 들먹일 필요는 없습니다. 여러분은 두 번 다시 폭식은 하지 않을 것이기 때문에 과거에 했던 어떤 선택도 자신의 잘못임을 인정할 수 있어야 해요.

우리는 꿀꿀이를 항상 지켜보아야 하고 녀석이 선 밖으로 나오려고 생각만 해도 바로 제압할 수 있을 만큼 철저히 준비해야 합니다.

4부

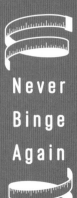

Never
Binge
Again

영원불변
날씬쟁이로
살기

인생 진리: 절제가 후회보다 낫다

체중계를
'절친' 삼자

이제 여러분의 새로운 절친이 될 체중계를 소개할까 합니다.

"이런, 제길! 체중계라니, 지금 누굴 놀려!?? 너 정말 이따위 소리 계속 듣고 있을 거야? 왜 이래… 우린 체중계 따위 필요 없어! 거울만 봐도, 그리고 옷이 맞는지 안 맞는지만 봐도 체중이 얼마나 나가는지 충분히 알 수 있잖아. 게다가 다음날 체중계에 올라갈 생각하면서 음식을 먹으면 전혀 즐겁지가 않다니까, 안 그래? 우, 맛있는 거, 우리 가서 맛있는 거나 좀 먹자. 응? 응? 제발!!!!???"

– 당신 안의 꿀꿀이가

정보는 곧 힘입니다. 모르는 것보다는 아는 게 낫죠. 작가이자 경영학자인 스티븐 코비Stephen Covey는 뉴욕에서 로스앤젤레스로 가는 민간 항공기를 관찰했더니, 비행기들이 비행시간 중 99퍼센트는 정확한 경로에서 살짝 이탈해 운행했다고 지적했습니다. 그런데도 불구하고 비행기는 매번 목적지에 잘만 도착하죠. 어떻게 그게 가능할까요? 그건 조종사가 비행시간 내내 계기판을 지속해서 모니터하며 오차를 조정하기 때문입니다.

조종사들이 하는 모니터와 조정, 그것을 꿀꿀이가 몹시 두려워한다는 사실을 알고 있나요? 비행 도중 계기판이 주는 정보를 계속 무시하다가 원래 도착하려던 지점에서 수천 마일이나 벗어난 후에야 경로를 조정하는 것보다 조금씩 여러 번 경로를 수정하는 일이 훨씬 쉽습니다!

체중계를 '비행기 계기판'의 그런 중요한 장치 중 하나라고 생각해보세요. 매일 아침 체중계가 주는 정보를 성실하게 확인합니다. 그리고 자료를 객관적으로 분석하고, 거기에 맞춰 음식과 운동량을 적절히 조절하세요. 정말 간단하죠? 하지만 꿀꿀이에게는 다른 계획이 있나 보군요.

네버 빈지 다이어트

체중을 매일 재지 못하게 방해하는 꿀꿀이의 방법

꿀꿀이의 꽥꽥 소리	건강한 생각
아침 몸무게에 영향을 주는 요인은 너무 많아. 어제 염분은 얼마나 섭취했지? 어제저녁 마지막으로 음식을 먹은 시간이 언제였지? 운동은 했어? 언제? 아침에 대변은 봤고? 충분히 본 거야? 소변도 봤고? 어제저녁으로는 뭘 먹었지? 생리 중인 건 아니야? 먼저 '속을 완전히 비우려면' 시간이 더 필요할 것 같은데. 잠깐, 그러고 보니 시간이 없잖아. 하지만 맛있는 걸 먹을 시간은 충분하지. 맛있겠다!!!	꿀꿀이가 말한 요인들이 실제 몸무게에 영향을 미치는 정도를 다 알려면 하루에도 수백 번 체중을 재야 할 거예요. 꿀꿀이가 꾸준히 몸무게를 확인하지 못하게 하는 이유는, 시간에 따라 체중이 감소했는지, 증가했는지 알지 못하게 하려는 꼼수죠. 조건에 따른 체중의 차이는 거의 없습니다. 중요한 건 추세죠. 즉, 한 달 동안 평균 체중이 증가 추세였는지, 감소 추세였는지를 알아야 합니다. 그리고 규칙적으로 몸무게를 재지 않으면 그걸 알 방법이 전혀 없죠.
음식을 잔뜩 먹은 다음에 집으로 달려가 몸무게를 재보면, 체중은 겨우 0.5킬로그램밖에 늘지 않아. 그럼 다음번엔 더 마음 놓고 먹게 될 테고. 그러니까 체중 변화가 확연할 때까지 기다렸다가 확인해야 해. 그래야 깜짝 놀라지. 물론 그때까지는 실컷 먹어도 되겠지!!!?	꿀꿀이가 체중이 약간 늘어난 데 대해서는 깜짝 놀랄 필요가 없다고 설득하려는 하는군요. 불어난 체중을 절대 무시할 수 없을 때까지 계속 무지한 상태로 있으라고요. 그래야 자기가 마음껏 먹을 수 있으니까요. 불쌍한 꿀꿀이 녀석. 규칙적으로 체중을 재고 꿀꿀이를 우리에 가두세요!
몸무게는 숫자에 불과해. 넌 숫자로 자신을 정의하는 게 아무렇지도 않아? 매일 체중계를 보면서 너 자신에게 화내고 싶냐고?	여러분의 담보 대출 명세서도 단지 숫자에 불과하지만, 그걸 무시했다가는 은행에 집을 뺏기고 말 겁니다. 자동차 속도 제한도 단지 숫자에 불과하지만, 그냥 무시했다가는 정말 큰 문제가 생기고요. 여러분이 보든 말든 숫자는 존재합니다. 체중계를 보지 않으면 오히려 숫자가 여러분을 정의하게 될 거예요. 그러니 체중계를 자주 들여다보며 스스로 주도권을 잡기 바랍니다.
체지방 어떡할 거야!!! 그동안 근육 운동 많이 했는데 체중에는 변화가 없잖아? 분명 근육이 많이 생겼을 텐데 이런 결과가 나오다니, 체중계가 고장 났나 봐!	근육은 매달 0.5킬로그램 이상 늘리기도 매우 어렵습니다. 1년 내내 운동해야 약 7킬로그램 정도의 근육을 만들 수 있죠. 하지만 몸에 지방이 많아 그게 빠지는 중이라면, 약 4대1의 비율로 지방 감소량이 근육 증가량을 앞서고 있다고 봐야 합니다. 전문 보디빌더들도 살을 빼면

231

서 동시에 근육을 만드는 것은 매우 힘들다고 말하더군요.

그래서 결론이 뭐냐고요? 여러분이 식단계획을 제대로 짰고 근육 운동도 꾸준히 하고 있다면, 한 주가 지날 때마다 체중은 지속해서 감소 추세를 보여야 해요. 하지만 그게 아니라면, 그래도 걱정할 건 없습니다. 잘못된 부분을 고치면 되니까요.

온종일 체중계가 가리킬 수치만 생각하며 살 수는 없어. 너도 네 인생을 살아야지, 안 그래?

운전하는 내내 눈으로 속도계만 보고 있는 사람은 없을 겁니다. 속도계는 길을 찾아 운전해 가며 잠깐씩 살피는 여러 장치 중 하나일 뿐이죠. 그렇다고 그 위를 판자로 덮어놓고 아예 없는 물건인 척 굴진 않잖아요? 체중계는 큰 노력 없이도 매일 아침 잠깐씩 살필 수 있는 장치 중 하나일 뿐이며, 우리가 일상에서 기준을 세우는 데 도움을 줍니다. 집착해야 할 물건도, 무시해야 할 물건도 아니에요.

체중계가 좋은 소식을 알려줬다면 폭식해도 되는 이유가 생긴 셈이네?

몸무게가 줄면 이것을 꿀꿀이는 폭식해도 된다는 표시로 받아들입니다. 녀석은 우리 몸을 커다란 쓰레기통이라고 생각하기 때문에 여유 공간이 생기면 꿀꿀이죽으로 다시 채우려 하죠. 하지만 우리에게 몸은 소중한 정신을 담는 그릇이자 우리가 가진 가장 놀라운 소유물입니다. 좋은 소식을 축하하는 방식에는 여러 가지가 있지만, 폭식은 그중 하나가 될 수 없어요!

한동안 체중을 재지 않다가 오랜만에 재봤더니 체중계가 나쁜 소식을 알려줬다고 쳐봐. 그럼 난 널 정말 한심한 인간이라고 질책하고, 대체 언제쯤 모두 포기하고 '행복한 뚱뚱보'로 살 거냐고 묻겠지? 그런 일이 일어나길 바라지 않으면 아예 체중을 재지 말아야 해. 아, 그런데 말이야, 그때까지 몸무게가 얼마나 나가는지 알 길이 없으니 가끔 맛있는 걸 좀 먹어도 되지 않을까?

오랫동안 체중을 재지 않는 것은 눈을 감고 차를 운전하는 것과 같습니다. 아무리 잘 아는 동네 길이라고 해도 얼마 못 가 충돌할 가능성이 크죠! 그리고 과체중인 고객 다수와 상담해보니, '행복한 뚱뚱보'는 오해에 불과하다는 걸 알겠더군요. 과체중인 사람들은 자유와 권력의 감각이 현저히 떨어질 뿐 아니라 삶을 즐길 능력도 매우 저하된 경우가 많습니다. 그런데도 우리 문화는 뚱뚱한 사람들의 건강·에너지·인간관계 등에 관해 현실과 다른, 왜곡된 관념을 종종 보여주죠.

제가 만났던 날씬한 사람들 대부분은 살을 빼는 최고의 방법으로 규칙적인 체중 측정을 꼽더군요. 왜 그럴까요? 꿀꿀이는 꿀꿀이죽을 먹어도 별 영향이 없다고 우리를 계속 속이려 하지만, 체중계를 확인해보면 사실은 금세 밝혀지니까요. 그리고 주변 사람들을 보니, 아침에 일어나자마자 제일 먼저 몸무게부터 확인하는 사람이 식단조절 면에서 나중에 가장 좋은 결과를 얻었다는 사실도 확인했습니다. 아무래도 하루 음식을 섭취하기 전 현재 상태를 직시하면 여러 면에서 도움이 되기 때문이겠죠.

체중계와 친구가 되세요. 체중계를 꺼안아주고 아침마다 뽀뽀도 하고요. 무슨 일이 일어나고 있는지, 꾸준하고 간단하게 말해주니 참 고맙다고 말하세요. 지금 연습해보세요. "체중계야, 사랑해. 정말 정말 사랑해. 넌 나의 소중한 친구야." 싫다고요? 좋습니다. 그럼, 꿀꿀이가 감정적으로 뭐라 반응하든 상관하지 말고 망할 체중계에 그냥 매일 올라가세요. 장기적으로는 여러분도 좋은 결과를 얻으리라 장담합니다. 그리고 꿀꿀이는 정말 비참한 신세가 되겠죠. 불쌍한 꿀꿀이 녀석. 우리에 가둬 버리세요!

※**참고 1**: 체중을 정기적으로 확인하긴 하지만, 자주 재는 걸 좋아하지 않아 일주일에 한 번 또는 한 달에 한 번만 재는 사

람도 있더군요. 네버 빈지 어게인의 다른 방식들과 마찬가지로 측정 빈도를 결정하는 일도 전적으로 여러분에게 달렸습니다. 하지만 덜 규칙적일수록 꿀꿀이에게 더 많은 여지가 생기긴 했어요. 그냥 그렇더란 얘깁니다.

　※**참고 2**: 체중 측정 시나리오를 방해하기 위해 꿀꿀이가 한 얘기들을 모조리 적어 목록으로 만들었더니 큰 도움이 되었다고 증언한 분들이 많았습니다. 목록에는 체중이 많이 나갈 때, 적게 나갈 때, 적당히 나갈 때, 각 상황에 따라 나오는 꽥꽥 소리를 적으면 되죠. 꿀꿀이는 맛있는 걸 실컷 먹기 위해 기회만 있으면 잡으려 할 겁니다. 이런 시나리오를 미리 적어두는 것도 꽥꽥 소리를 확실히 인지하는 데 도움이 됩니다.

나만의
꽥꽥 일지 쓰기

앞에서도 말했듯이 폭식을 멈추기 위해 해야 할 일은 폭식을 안 하는 것뿐입니다. 여러분은 식단계획을 짜고 확고한 자세로 계획을 지켜나가고 그걸 죽을 때까지 계속해야 해요. 특별한 도구나 명상법, 구호나 의식도 필요 없고 연습할 필요도 없어요. 해야 할 일은 식단규칙을 지키는 일, 그리고 규칙에 어긋나는 생각, 즉 꿀꿀이의 꽥꽥 소리는 모조리 무시하는 일이 전부입니다.

그러므로 일지를 쓰는 일이 네버 빈지 어게인 프로그램의 필수 조건은 아니에요. 그렇긴 하지만 꿀꿀이가, 특히 프로그램을 시작한 초반에 꽥꽥 소리를 위장하기 위해 새로운 방법들을 열심히 생각해낼 텐데, 여러분은 그 소리를 인지하고 무시할 수 있어야겠죠? 결국 녀석은 우리에 영원히 갇히길 바라지 않으니 빠져나갈 구멍을 찾기 위해 부단히 노력할 겁니다.

일지 쓰기로 꿀꿀이를 자극하기

궁극적으로 폭식을 해야 하는 꿀꿀이의 근거는 "맛이 좋으니까" 또는 "내가 푸드 하이를 원하니까"로 요약되는데, 여러분이 이런 사실을 정확히 알고 있으면 꿀꿀이도 더 이상 여러분을 괴롭히지 않을 겁니다. 우리에 갇힌 야생동물처럼 녀석도 영원히 잠겨버린 문을 아무리 두드려봐야 소용없는 짓이란 걸 깨닫게 될 거예요.

하지만 꿀꿀이는 우리 몸속에 살기에 선천적인 지능을 이용할 수도 있습니다. 프로그램의 적응 시기에 각자가 듣게 되는 꽥꽥 소리의 유형은 무척 다양한데, 그 소리를 이 책에 일일이 열거한다는 건 불가능합니다.

그렇기 때문에 우리는 꿀꿀이의 꽥꽥 소리를 일지에 기록하면 많은 도움을 받을 수 있어요. 일지를 쓰면 꽥꽥 소리에 매우 민감해지기 때문에 꿀꿀이가 새로운 것을 시도해도 금세 알아차립니다. 잠깐만요, 이게 무슨 소리죠? 지금 여러분의 꿀꿀이가 뭐라고 말하는 것 같은데요.

네버 빈지 다이어트

"글렌이 그러는데, 일지를 써야 한대. 그렇지 않으면 놀랍도록 창의적인, 나의 새로운 속셈을 듣지 못할 거라는데? 그 말은 첫날에 일지 쓰는 걸 까먹었거나 쓸 시간이 없었으면 계획에서 벗어나 맛있는 걸 마구 먹을 수 있다는 소리잖아. 신난다!!!"

– 당신 안의 꿀꿀이가

역시나 꽥꽥거리는군요! 여러분은 이미 분명한 기준을 정해 애매하지 않은 식단계획을 만들었습니다. 영원히 계획을 지키겠다고 엄숙하게 맹세도 했고요. 일지를 쓰든 안 쓰든 상관없이 여러분은 이 모든 과정을 잘해낼 수 있습니다. 하지만 일지를 쓰면 꽥꽥 소리를 금세 인지할 수 있기 때문에 스트레스가 줄어들죠. 그뿐입니다.

여하튼 일지를 계속 쓰는 간단한 방법은 매일 아침 꿀꿀이를 자극하는 것입니다. 예전에 자주 먹었던 어떤 음식을 앞에 놓고 말하는 거죠. "어서 말해봐. 내 손가락을 빌려줄 테니 이 꿀꿀이죽을 먹어야 한다고 나를 설득하기 위해 네가 무슨 생각을 하고 있는지 써보란 말이야. 괜찮은 주장인지 어디 한번 보자!"

손가락을 통제하는 힘은 원하면 언제든 뺏어올 수 있으니 걱정하지 않아도 됩니다. 그리고 꿀꿀이가 뭐라고 하든 여러분은 두 번 다시 폭식은 하지 않을 테니 잠깐은 꿀꿀이가 마음대로 하게 내버려둬도 괜찮아요. 꽥꽥 소리를 일단 글로 적어놓으면, 그 소리를 인지하고 무시하는 데 드는 에너지도 훨씬 줄어듭니다.

이제 여러분은 꿀꿀이가 이 게임이 자신의 속셈을 들여다보기 위해 놓은 미끼였다는 걸 깨닫고 나면 더 이상 덤벼들지 않을 거라고 생각하죠? 하지만 꿀꿀이는 충동적이기 때문에 기회만 보면 달려들지 않고는 못 배깁니다. 지난번, 지지난번 결과가 어떠했든 상관없이 녀석은 계속 시도할 겁니다!

꿀꿀이의 이런 행동은 눈앞에서 흔들리는 소고기 덩어리를 본 도베르만 핀셔와 같습니다. 고기를 입에 넣을 가능성이 아무리 낮다 해도, 과거에 비슷한 경험을 했다 하더라도 녀석은 이미 원초적 본능에 사로잡힌 상태죠.

도베르만처럼 꿀꿀이도 여러분이 눈앞에 폭식할 기회를 주고 흔들면 항상 최선을 다해 달려들 겁니다. 바보 같은 꿀꿀이 녀석. 우리에 가두세요!

모든 불안감은 꿀꿀이에게서 나온다

많은 사람이 네버 빈지 어게인 프로그램을 시작하기로 결심한 직후, '언젠가 곧' 닥치게 될 피할 수 없는 폭식이 몹시 두렵다고 얘기합니다. 이들은 의식적으로 거짓말을 하는 게 아닙니다. 단지 두렵다는 말이 자기 생각이 아니라 꿀꿀이의 생각이라는 것을 깨닫지 못했을 뿐이에요.

"폭식하게 될까 두려워"라는 말에는 "나는 정말 정말 폭식하고 싶어!"라는 의미가 깔려 있습니다. 항상 100퍼센트 그렇습니다. 정말 간단하죠? 폭식에 대한 두려움은 거짓말이고, 거짓말은 꿀꿀이가 폭식하기 위해 세운 계획의 시작이자 마지막입니다.

절대 폭식하지 않겠다고 맹세한 뒤 자신의 능력에 조금이라도 의심이 생기면 그건 꿀꿀이의 꽥꽥 소리입니다. 어떤 불안감도 모두 꿀꿀이에게서 나온 것이고요. 하지만 여러분은 앞으로 두 번 다시 폭식은 하지 않을 것이므로 그런 감정은 그냥 내려놓아도 좋습니다.

정제설탕·밀가루·알코올은
식단에서 제외

"프로그램이 효과가 없을 땐 어떻게 해야 하죠?" 이 질문 자체가 꿀꿀이의 꽥꽥 소리입니다.

네버 빈지 어게인은 폭식과 연관된 충동을 별도로 분리하여 무기력하게 만듭니다. 그렇게 함으로써 여러분이 음식에 대해 자유의지를 다시 행사할 수 있도록 도와주는 식이조절 방법입니다. 우리는 인간으로서 여러 가지 능력을 타고났지만, 그 능력을 어떻게 사용할지 결정하는 것은 온전히 여러분의 몫이죠.

만약 자유의지를 자신에게 이롭게 사용하기로 선택했다면 그렇게 될 겁니다. 사실상 실패할 수도 없는 것이, 여러분이 해야 할 일은 오해와 환상을 떨쳐버리고 현실을 똑바로 직시하기만 하면 되기 때문이죠. 만약 꿀꿀이가 절대 굴하지 않으리라 생각하고 의식적, 의도적으로 우리를 탈출한 꿀꿀이를 내버려 두기로 결정했다면 글쎄요, 그것 역시 여러분의 선택입니다.

이처럼 네버 빈지 어게인 비법은 여러분의 자유의지와 권력의 감각을 회복하는 일에 관한 이야기입니다. 타인에게 의존하지 않고 주체적으로 살아야 한다는 철학을 담고 있죠.

여러분은 분명히 꿀꿀이를 우리에 가둘 수 있습니다. 하지만 그걸 할 수 있는 유일한 사람은 바로 여러분이죠. 이렇게 해서 효과가 있었다 해도 그게 저의 공은 아니며, 효과가 없었다고 해도 역시 저의 책임이 아닙니다. 왜냐하면 제가 한 일은 모든 상황을 통제할 사람은 여러분 자신이라고 줄곧 지적한 게 전부였으니까요.

저는 여러분에게 식단계획을 직접 만들도록 허락했고(그게 정말 허락하고 허락받을 일이라고 생각하진 않지만), 꿀꿀이의 꽥꽥 소리를 좀 더 분명하게 알아듣는 방법도 알려드렸습니다.

그런데 여러분은 도로시처럼 내내 캔자스에 가 있었던 건 아니겠죠?! 여러분이 해야 할 일은 양발 뒤꿈치를 맞부딪치고 눈을 크게 뜨고 꿀꿀이죽에 대해 날카롭게 사고하는 것이에요. 우리 문화가 음식에 관해 얘기하는 정신 나간 소리에 귀 기울이지 말고 식품산업이 벌이고 있는 행태를 면밀하게 관찰하며 내 몸에 들어올 것과 들어오지 말아야 할 것을 스스로 결정해야 합니다.

자유의지가 없다는 주장의 진짜 의도

이 책을 통해 여러분이 진정 눈을 뜨고 힘을 되찾았기를 바랍니다. 그리고 무엇보다 중요한 것, 꿀꿀이가 여러분이 아니란 사실을 제발 깨달았기를 바랍니다!!! 하지만 아직도 힘겨운 투쟁을 반복하고 있다면 추가로 다음과 같은 조치를 취해보길 권합니다.

정제설탕·밀가루·알코올이 든 음식을 식단에서 빼보세요. 아예 입에도 대지 않는 거죠. 이런 물질은 여러 면에서 몸을 불안정하게 합니다. 또 먹으면 먹을수록 먹고 싶은 욕구도 커집니다. 모든 사람이 이것들을 반드시 끊어야 한다는 뜻은 아니니 오해는 마세요. 하지만 "지금 환자분이 아픈 이유는 정제설탕·밀가루·알코올을 충분히 섭취하지 않았기 때문이에요"라고 말하는 의사는 없잖아요? 제 말뜻 이해하겠죠? 이런 현대의 마약들은 가끔 먹기 시작하면 절대 먹지 않는 것보다 오히려 자제하기가 더 힘듭니다. 이 정도면 충분히 얘기한 것 같군요.

이번 장을 끝내기 전, 그리고 슬슬 책을 마무리 짓기 전에 꿀꿀이가 여러분을 속이기 위해 최후로 시도할 만한 계략 한 가지를 알려드릴까 합니다. 그 계략은 바로 녀석의 이런 소리입니다.

"자유의지는 실제 존재하지 않으니까 그걸 써서 폭식을 막는 일도 불가능해."

– 꿀꿀이의 최후 필살기

꿀꿀이는 막다른 골목에 몰려서도 우리의 입을 열어 음식을 밀어넣기 위해 필사적입니다. 그리고 그때 하는 소리는 조금 난해하죠. 보다시피 꿀꿀이는 해결하기 힘든 논쟁으로 우리를 끌어들이려 합니다. 그래야 명확한 대답이 나올 때까지 계속 폭식을 할 수 있을 테니까요.

저는 이것을 증명하기 위해 제대로 철학을 연구한 적이 없기 때문에 이론적으로 설명할 수는 없지만, 자유의지는 단연코 존재한다고 믿습니다. 만약 자유의지가 존재하지 않고 우리 운명이 모두 결정된 상태라면, 우리가 꿀꿀이의 욕망에 따라 움직일 운명인지, 자신의 바람에 따라 움직일 운명인지는 무슨 근거로 판단할 수 있을까요?

자유의지가 존재하지 않는다는 꿀꿀이의 주장에는 진짜 의도가 숨겨져 있습니다. 녀석이 정말로 말하고 있는 내용은, 자유의지라는 건 존재하지 않기 때문에 우리는 계속 폭식하기를 선택할 수밖에 없다는 것입니다. 하지만 자유의지가 없다면 선택은 어떻게 하죠?

제 말뜻은 신이 세상을 창조할 때 모든 것을 미리 결정해놓았다면 우리는 평생 풀떼기밖에는 먹지 못했을 겁니다. 꿀꿀이가 뭐라고 하건, 이 부분에 대해서 우리는 알아낼 방법이 없다는 거죠. 여하튼 이 특별히 까다로운 꽥꽥 소리, 자유의지의 존재 여부에 대한 대답은 철학자들에게 맡겨둘 문제입니다.

그리고 자유의지가 존재하지 않는다 하더라도 우리는 여전히 자유의지가 있는 것처럼 행동해야 하는데, 그렇게 하지 않으면 사회를 이루고 살 수 없기 때문입니다. 어느 누구도 자기가 한 일에 책임을 지지 않으려 할 테고, 모두가 정당한 대가나 처벌 없이 하고 싶은 대로 행동하려 할 겁니다!

누군가 직접 신과 함께 대화를 나누고 대화한 사실을 과학적으로 증명하기 전까지 아마도 우리는 절대 알 수 없을 겁니다. 그러는 동안 우리는 계속 냉정하게 꿀꿀이를 대해야 할 거고요. 왜냐고요? 우리는 그럴 능력이 있으니까요.

※**참고**: 사실 저는 철저한 불가지론자라 신의 존재 여부를 인간이 판단할 수 없다는 입장입니다. 하지만 우리가 먹어야 할 음식에 대한 성경 기록이 궁금한 분은 창세기 1장 29절에 흥미로운 구절이 있으니 찾아 읽어보기 바랍니다.

알코올과 마약, 그 외 분야의 꿀꿀이들

지금까지 알려드린 기법들을 조금이라도 실천해보았다면 이제 여러분은 다른 분야에도 네버 빈지 어게인 철학을 적용해보려는 여러 아이디어로 머릿속이 매우 바쁘게 돌아가고 있을 거라 확신합니다.

사실 내 안의 날씬쟁이와 뚱뚱보를 적극적으로 구분하고, 그런 다음 뚱뚱보를 주의 깊게 지켜보며 경멸하는 태도로 녀석을 무시하자는 이 모든 아이디어는 제가 만든 것이 아닙니다. 먼 옛날부터 인간의 건설적인 충동과 파괴적인 충동이 서로 힘겨루기를 하는 방식을 사람들은 '어깨 위의 악마와 천사'라는 상징적 이미지로 그려왔었죠.

그런데 지난 수십 년간 다른 사람들이 이 개념을 마약·알코올·담배처럼 이분법적으로 구분되는 중독 증상에만 활용하려고 노력할 때, 저는 폭식처럼 복잡한 행동체계에도 변형하여 적용할 수 있겠다고 판단했습니다. 그리고 그에 대해 진지하게 연구하기 시작했죠.

무엇보다 가장 중요했던 과정은 폭식의 전과 후에 적절한 마음가짐을 취하는 방법을 개발하는 일이었습니다. 실패 가능성 때문에 집중력이 흐트러지지 않고 실수했을 때에도 부정적인 죄책감과 수치심에 빠지지 않으며 '네버 빈지 어게인'이라는 언덕의 정상까지 자신 있게 페달을 밟기' 위해 대부분의 사람이 여러 차례 실패와 도전을 거듭했다는 사실을 언급하는 일도 꼭 필요했고요. 또한 단순한 중독 증상과 비교했을 때, 더 복잡한 행동체계를 설명할 적절한 비유를 만들어내는 일도 중요했습니다. 그리고 마지막으로 사람들의 자율성을 해치지 않는 선에서 개인별 식단계획을 만들기 위한 일련의 핵심 원칙을 개발하는 일도 빼놓을 수 없었고요.

자, 만약 여러분이 마약과 알코올 또는 다른 이분법적으로 구분되는 중독 증상 때문에 힘겨운 시간을 보내고 있다면, 어설프게 '알코올 꿀꿀이' 또는 '마약 꿀꿀이'를 만들려고 시도하지 마세요. 대신 잭 트림피Jack Trimpey가 운영하는 래셔널 리커버리 시스템즈Rational Recovery Systems(www.Rational.org)의 도움을 받아보기를 적극 추천합니다. 잭 트림피의 방법론은 이 책의 철학과도 상당히 비슷한 부분이 많아요.

하지만 내용 면에서 아무리 겹치는 부분이 있다고 해도 네버 빈지 어게인 철학은 어디까지나 음식을 다루는 방법에 한정해 기술했기 때문에 이런 이분법적으로 구분되는 중독 증상에는 효과를 보기 힘듭니다. 또한 저는 마약이나 알코올, 담배 때문에 개인적으로 크게 고생해본 경험이 없고, 더욱이 식품을 연구했던 만큼 그 중독 증상들에 대해 심도 있게 연구한 적도 없습니다. 그렇기 때문에 단순한 중독물질로 인해 고생하는 사

네버 빈지 다이어트

람은 트림피 씨의 연구 결과에서 훨씬 많은 도움을 얻을 수 있으리라 확신합니다.

반면에 네버 빈지 어게인 기법이 과식에 효과가 있었으니, 이를 다른 복잡한 행동체계에도 적용할 수 있겠다고 생각했다면, 그건 맞습니다!

예를 들어, 매일 운동을 하겠다거나 책을 완독하는 일처럼, 할 수 있는 일인데도 자꾸만 '나중에' 하라고 게으름을 부추기는 목소리 때문에 뭔가를 미루게 되는 경우가 많습니다. 그래서 이제부터 두 번 다시 미루지 않겠다Never Procrastinate Again는 마음을 먹었다면 먼저 지킬 수 있는 스케줄을 100퍼센트 명료하게 만들고, 그런 다음 우물쭈물 꿀꿀이가 어떤 이유로든 스케줄을 벗어나기를 제안하면 녀석의 말을 즉시 무시해버립니다.

더 좋은 방법은 이번에 제가 새로 출간한『실패는 끝났다The End of Failure』라는 책을 읽는 것입니다. 그러면 여러분은 앞으로 인생의 어떤 중요한 영역에서도 성공을 확신하며, 절대 실패하지 않을 겁니다. 그냥 그렇다고요! (네버 빈지 어게인의 무료 자료들을 다운받았다면 새 책의 출간 소식도 들으셨을 겁니다.)

실수를 용서해야
실패하지 않는다

여러분이 여기까지 책을 읽었다면 이제는 식단계획을 만들어 지키고, 그래서 두 번 다시는 폭식하지 않는 일이 정말 가능하다는 사실을 알았을 거예요. 네버 빈지 어게인이라는 독특한 심리 기법은 여러분에게 명료성과 집중력, 식단계획의 체계적 과정을 충분히 강조하여 마음속에서 에너지와 자신감을 잡아먹는 의심과 불안을 몰아냅니다. 덕분에 여러분은 이전과는 다르게 식습관을 조절할 수 있게 되었고요.

그럼에도 불구하고 여전히 많은 사람이 (이 부분에서 꿀꿀이의 귀와 눈을 막아야 할 겁니다) 이 방법을 시도하며 종종 실수를 저지릅니다. 그러면 꿀꿀이는 방법 자체가 잘못됐기 때문에 효과가 없는 거라고 말할 거예요. 그러니 "뭔가 다른 방법을 찾아야 한다"고요.

이런 이유로 네버 빈지 어게인을 시도했다가 결국에는 이 방법이 자신에게 "맞지 않는다"며 다른 방법을 찾으려는 사람들을 꽤 많이 보았습니다. 그런 분들을 보면 사실 저는 좀 당황스럽더군요. 보다시피 네버 빈지 어게인 비법은 위장 접합술이나 전문 의약품, 치료 요법 같은 것이 아닙니다. 폭식을 그만두게 하기 위해 제가 여러분에게 또는 여러분을 위해 직접 뭔가를 하지도 않고요. 단지 상식과 자유의지, 책임감을 체계적으로 활용할 뿐이며, 방식이 좀 냉정하다는 게 특징이랄까요.

우리가 제일 먼저 하는 일은 여러분을 과식하게 만드는 촉매제 격의 음식과 평소 식습관이 어떤지 확인하는 것입니다. 체계적이고도 인정사정없는 방식으로 진행되죠. 그런 다음 문제가 되는 음식 또는 식습관을 접했을 때 내릴 수 있는 가장 건전한 결정은 무엇인지 정확히 명시합니다. 그리고 각자의 성격이나 개성, 즉 여러분이 어떤 사람인가 또는 어떤 사람이 되고 싶은가에 따라 그 결정을 지켜나가게 합니다. 이때 계획에 어긋나는 행동을 하자고 제안하는 어떤 생각이나 느낌을 우리의 파괴적인 자아(꿀꿀이, 떠돌이 개 등)로 정의내리죠.

이런 간단한 일련의 상식 기법은 생각을 명확하게 해주어서 우리는 마음속의 의심과 불안을 몰아내고 목표를 향해 100퍼센트 노력을 기울이는 데만 집중할 수 있습니다.

만약 어쩌다 실수를 저지르더라도 우리는 그저 다시 일어나 마음을 다잡고 100퍼센트의 노력을 기울이기만 하면 됩니다. 올림픽 대회에 출전한 양궁 선수가 화살을 한 발 한 발 쏠 때마다 과녁을 다시 조준하는 과정과 다를 게 없어요. 그리고 만약 여러분이 계속 다시 일어난다면 목표 수준도 틀림없이 높아질 거고요!

넘어질 수는 있어도 실패할 리는 없다

네버 빈지 어게인에서 실패할 유일한 길은 일반적인 상식을 거부하거나 의식적으로 꿀꿀이를 우리에서 나오게 해주는 것밖에 없습니다. 그래서 저는 "효과가 없다"고 말하는 사람들에게 "그럼 다른 대안이 있는가?" 하고 묻습니다.

애매한 목표를 향해 화살을 쏘는 게 과연 좋은 방법일까요? 건강한 식습관이 어떤 것인지 정확히 규정하지 않아 "눈먼 궁수"가 되는 것이 여러분을 위한 방법인가요? 그렇지 않습니다! 저희 할아버지는 "어디로 가는지 모르면 결국 알지 못하는 어딘가에 도착하게 될 거다"라고 말씀하시곤 했죠.

음식에 대한 건강한 생각과 파괴적인 생각을 명확히 구분 짓는 일이 쓸데없는 일인가요? 그렇게 하지 않았을 때, 그게 누구에게 어떤 점에서 이롭다는 건지 저는 전혀 모르겠군요. 여러분은 지켜야 할 건강한 사고와 피해야 할 건강하지 못한 사고를 인지할 수 있어야 합니다. 아닌가요?

우리는 그저 '건강하게 먹기 위해 노력'하고 할 수 있는 만큼만 최선을 다하면 될까요? 글쎄요. 그 정도로도 효과가 있었다면 여러분은 이 책을 읽고 있지도 않았을 것 같군요!

우리는 새로운 다이어트 스승을 계속 찾아다녀야 할까요? 원한다면 그 사람들이 쓴 책을 읽어도 좋습니다. 하지만 결국 여러분은 그들이 강요하는 특정 식단규칙을 지켜야 할 거예요. 그리고 그 규칙을 지키고 싶지 않은 마음에 자꾸 빠져나갈 궁리만 하게 될 거고요.

우리는 자신을 자제할 능력과 힘을 행사할 권리, 그리고 책임감까지 모두 포기해야 할까요? 그리고 만성으로 진행되는 이상한 병에 걸린 척하면서 같은 병을 가진 무기력한 다른 사람들과 광장에 서서 자기 문제를 고백하며 그렇게 평생을 보내야 할까요? 우리는 며칠씩 가족과 떨어져 집에도 가지 못하고 자신을 통제하지 못했던 상황과 자신의 건강한 식욕에조차 두려움을 느꼈던 과정을 이야기하며 보내야 할까요? 인간적으로 이건 너무 비참한 모습 아닌가요? "음식에 대한 욕구를 스스로 조절할 수 없어"라고 말하는 것은 결국 나는 동물에 불과하다고 말하는 것과 다름없습니다. 하지만 저는 인간에게는 분명 그 이상의 능력이 있다고 믿습니다. 제 말이 틀렸나요?

하지만 저는 사람들이 왜 실망하는 것을 두려워하는지 이해합니다. 과거에 저도 수천 번 시도와 실패를 반복해보았기에 그들의 고통을 똑같이 느낍니다.

그러나 우리가 네버 빈지 어게인의 태도를 익힌다면, 그리고 식단계획을 100퍼센트 지키고 꿀꿀이를 우리에 가두겠다고 마음먹는다면, 실수를 저지른다 해도 자신을 용서하고 다시 경기에 임하겠다고 결심한다면, 이 방법은 그야말로 '실패'할 리가 없습니다. 넘어져 비틀거릴 순 있겠죠. 하지만 그때마다 포기하지 않고 일어나면 사실상 '네버 빈지 어게인'은 삶의 방식이 되어 여러분의 사고를 완전히 지배하게 되고, 여러분은 진정으로 영원한 날씬쟁이처럼 생각할 수 있습니다.

이런 식으로 생각해보세요. 여러분 인생에서도 걸음마조차 하지 못했던 그런 때가 있었을 거예요. 일어났고 몇 발자국을 걸었지만 금세 다시 넘어졌었죠. 때로는 앞으로 고꾸라지기도 했고요! 그때 여러분은 "걷는 건 진짜 나랑 안 맞아. 여기저기 돌아다니려면 다른 방법을 찾아야겠어"라고 말하면서 포기했나요? 당연히 아니죠.

꿀꿀이의 헛소리는 이미 충분히 들었으니 이제 하던 얘기를 마저 끝내볼까요? 초반에는 꿀꿀이가 한두 번 이길지도 모릅니다. 하지만 여러분이 의식적으로 녀석을 내버려두기로 선택하지만 않는다면 녀석은 온전히 승리하지 못합니다. 제 말이 틀렸나요?

여러분은 완벽하지 않지만, 그 말이 완벽을 목표로 나아갈 수 없다는 뜻은 아닙니다. 완벽을 추구하는 것만이 꿀꿀이를 우리에 영원히 가둬놓을 수 있는 유일한 방법이에요.

다음 단계로 나아가기

지금까지 저는 네버 빈지 어게인 비법의 모든 내용을 다 말씀드렸습니다. 이제 여러분은 정신과 의사에게 상담을 받거나 치료모임에 나가거나 실수에 대해 자책하며 밥주걱으로 머리를 내리치거나 할 필요가 없습니다. 몇 달씩 강가에 앉아 명상할 필요도 없고요.

건강한 식단계획을 짜고 100퍼센트 그것을 지키고, 계획에서 0.0000001퍼센트라도 어긋난 음식은 꿀꿀이죽이라는 사실만 기억하면 됩니다. 먹을 걸 달라고 꽥꽥대는 꿀꿀이는 그저 무시하세요. 한 마디도 받아줘선 안 됩니다! 이렇게 하면 여러분의 지난번 폭식은, 그게 5초 전이든, 5분 전이든, 5개월 전이든 상관없이 정말로 인생의 마지막 폭식이 될 수 있습니다.

그럼에도 불구하고 어떤 사람들은 이런 내용을 직접 반복해서 이야기하거나 제가 라이브로 개인별 맞춤 정보를 알려드리고 다른 사람을 코칭하는 것을 지켜보면서 큰 도움을 받았다고 말합니다. 그리고 다양한 형태로 정보를 접했을 때 더 큰 효과를 거둔 사람도 있었고요. 그래서 준비했습니다.

- **네버 빈지 어게인 코칭**: 개인별 맞춤형 식단계획을 세우는 방법과 꿀꿀이의 꽥꽥 소리를 무시하고 꿀꿀이를 영원히 우리에 가두는 방법을 알려드립니다! www.NeverBingeAgainCoaching.com

- **개인 상담**: 폭식을 당장 멈출 수 있게 직접 지도해드립니다. 기회가 한정되어 있으니 도움받길 원하면 www.NeverBingeAgain.com의 연락 게시판을 통해 정보를 남겨주세요.

- **주말 집중 훈련 과정**: 주말 동안 진행되는 '식단계획 자신감 강화 프로그램'에 참석해보세요.

최신 정보를 얻으려면 www.NeverBingeAgain.com 사이트를 방문해주세요. 업그레이드된 특별 무료 책자를 다운받으면 다음의 내용을 확인할 수 있습니다.

- **꿀꿀이로 인한 피해 계산하기**: 꿀꿀이가 여러분 인생에 얼마나 많은 영향을 미치고 있는지 간단하게 테스트해보세요. 동기부

여에 탁월한 방법입니다.

- **식단계획을 위한 초보자용 무료 템플릿**: 초보자용 샘플을 참고하여 각자 취향에 맞게 '절대 금지·항상 필요·무제한 허용·조건부 허용' 항목을 완성하기 바랍니다.

- **맞춤형 식단계획 작성 워크북**: 각자에게 맞는 식단계획은 무엇인지 스스로 확인할 수 있도록 여러 가지 질문에 답해보세요.

- **식욕 물리치기 세트**: 평소 휴대하기 쉬운 명함 사이즈 카드와 스마트폰에서 재생할 수 있는 MP3 오디오 파일로 식욕을 빠르게 물리치세요.

- **폭식 후 회복 세트**: 폭식을 한 후 꿀꿀이를 우리에 되돌려놓고 자신을 재설정할 수 있도록 돕는 MP3 파일과 워크북입니다.

- **식단계획을 바꾸는 방법**: 식단을 바꾸도록 한 게 꿀꿀이가 아닌 여러분이란 사실을 확인할 수 있게 몇 가지 기준들을 한 페이지 분량으로 정리해두었습니다.

- **박탈감 피하기 워크북**: 특정 식단규칙을 정하는 일 또는 조건부 항목을 절대 금지 항목으로 옮기는 일이 어렵게 느껴지나요? 박탈감을 느낄 주체는 여러분인가요 아니면 꿀꿀이인가요? 워크북을 활용하면 좀 더 쉽게 마음을 정할 수 있습니다.

- **식품회사의 일반적인 거짓말 4가지와 거짓말 물리치는 방법(인터뷰 음성 파일＋대본)**: 우리 사회는 꿀꿀이를 옹호합니다. 여기서는 식품회사들의 몇 가지 상술과 상술을 물리치는 전략을 소

개합니다.

- 타인의 꿀꿀이를 무력화하는 독특한 방법(인터뷰 음성 파일＋대본): 음식에 관해 다른 사람이 하는 말과 행동, 유혹 때문에 곤란한가요? 그럴 때는 이 교육용 오디오 파일을 듣고 타인의 꿀꿀이를 무력화하는 간단한 방법을 배워보세요.

- 알아듣기 힘든 꿀꿀이의 꽥꽥 소리와 이를 물리치는 방법(인터뷰 음성 파일＋대본): 다른 사람들과 나눈 인터뷰를 통해 그들의 꿀꿀이가 하는 말을 직접 들어보면 여러 가지 형태의 꽥꽥 소리를 쉽게 인지할 수 있습니다.

- '후회 없는 삶' 워크북: 두 갈래의 갈림길 앞에서 가지 않은 길을 보는 방법을 알려드립니다.

- 폭식에 대한 두려움 없애기: 폭식에 대한 두려움이 몰려올 때마다 이를 물리칠 방법을 담은 오디오 파일과 작은 카드 형태의 파일로 준비해두었습니다.

책 속의 모든 자료는 다음 사이트에서 다운받으세요.

www.NeverBingeAgain.com

개인 코칭 www.NeverBingeAgainCoaching.com

독자 토론 www.NeverBingeAgainForum.com

마지막으로, 여러분의 경험담을 들려주세요. 특히 여러분만의 알아듣기 힘든 꿀꿀이의 꽥꽥 소리를 공유해주시면 매우 고맙겠습니다. 페이스북 또는 유튜브에 파일을 올리고 저희에게 링크 주소를 알려주세요. 방법은 웹사이트에 게시되어 있습니다.

자 이제, 꿀꿀이를 우리에 가두고 나오지 못하게 하세요. 그리고 절대 폭식하지 마세요!

여러분의 건강한 앞날을 축복합니다.

네버 빈지 다이어트

100만 독자의 식습관을 바꾼 초간단 멘탈 트레이닝

초판 1쇄 2020년 11월 11일

지은이 글렌 리빙스턴
옮긴이 조경실

발행인 주은선
펴낸곳 봄빛서원
주소 서울시 강남구 강남대로 364, 13층 1326호
전화 (02)556-6767
팩스 (02)6455-6768
이메일 jes@bomvit.com
홈페이지 www.bomvit.com
페이스북 www.facebook.com/bomvitbook
인스타그램 www.instagram.com/bomvitbooks
등록 제2016_000192호

ISBN 979-11-89325-07-7 03510
ⓒ 글렌 리빙스턴, 2020

이 도서의 국립중앙도서관 출판예정도서목록(CIP)은 서지정보유통지원시스템 홈페이지(http://seoji.nl.go.kr)와 국가자료공동목록시스템(http://www.nl.go.kr/kolisnet)에서 이용하실 수 있습니다.(CIP제어번호: CIP2020039440)

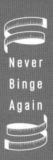

Never

Binge

Again